Alfred Levertin, Gustaf Zander

Medico-mechanische Gymnastik

Verlag
der
Wissenschaften

Alfred Levertin, Gustaf Zander

Medico-mechanische Gymnastik

ISBN/EAN: 9783957003980

Auflage: 1

Erscheinungsjahr: 2015

Erscheinungsort: Norderstedt, Deutschland

Hergestellt in Europa, USA, Kanada, Australien, Japan
Verlag der Wissenschaften in Hansebooks GmbH, Norderstedt

Cover: Sandro Botticelli "die Geburt der Venus"

DR. G. ZANDER'S

MEDICO-MECHANISCHE GYMNASTIK,

IHRE METHODE, BEDEUTUNG UND ANWENDUNG,

NEBST

AUSZÜGEN AUS DER EINSCHLÄGIGEN LITTERATUR.

VON

DR. ALFRED LEVERTIN,

EHEM. ASSISTENTEN (1876—85) DES DR. G. ZANDER,
DIRECTOR DES »ÖSTERMALMS» MED.-MECH. INSTITUTS IN STOCKHOLM,
DIRIGIRENDEM BADEARZT IN VARBERG.

MIT EINEM PORTRAIT DES DR. ZANDER,
NEBST VIELEN ERLÄUTERNDEN ABBILDUNGEN
UND EINER KARTE.

STOCKHOLM
KÖNIGL. BUCHDRUCKEREI. P. A. NORSTEDT & SÖNER
1892.

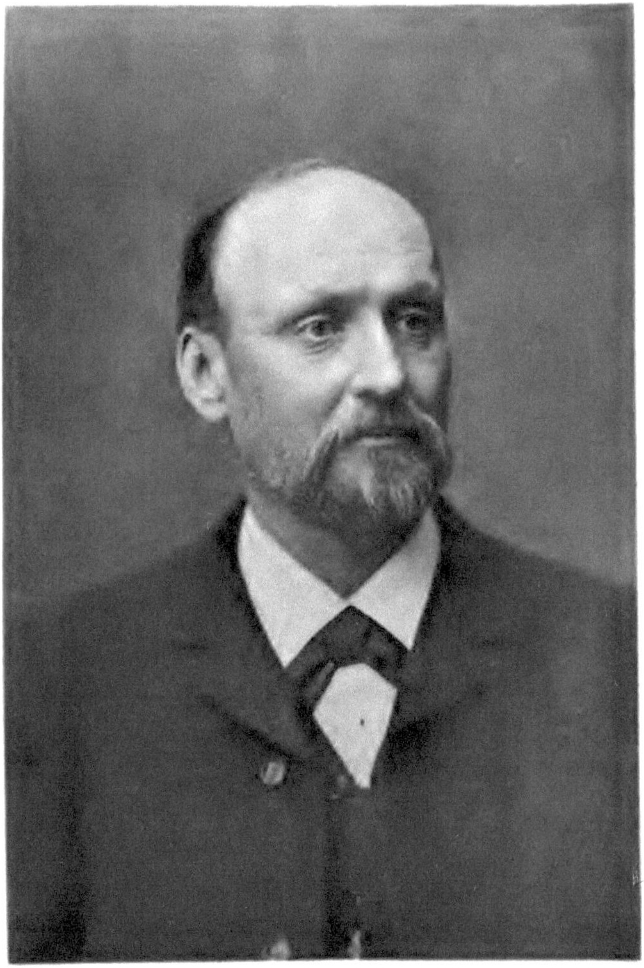

G. Zander

Seinem hochgeschätzten Lehrer und Freunde

Herrn Dr. Gustav Zander

in Verehrung und Dankbarkeit

gewidmet

vom Verfasser.

VORREDE.

Eine Berufsarbeit, die dem inneren Drange entsprungen und der man sein ganzes Streben gewidmet, ein wissenschaftliches Gebiet, das man jahrelang durchforscht und dessen Pflege man sich zur Lebensaufgabe gemacht, Theorien, die man in der Praxis so vielfach bewährt — und doch nicht genügend gewürdigt — gefunden, erfüllen zumeist den Forscher mit jenem unabweisbaren Verlangen, seiner Überzeugung Ausdruck zu verleihen, um auch Anderen die Ergebnisse vieljähriger Erfahrung, die gewonnenen Resultate zugänglich zu machen. Diesem Verlangen ist die Veröffentlichung des vorliegenden Buches zuzuschreiben. Inwiefern mir die gar schwierige Kunst gelungen, meinen Gegenstand derart interessant darzustellen, dass der geschätzte Leser nicht ermüdet und gelangweilt bald das Buch beiseite legt, sondern mit Geduld und steigendem Interesse dem Verfasser und dessen Ausführungen zu folgen geneigt ist, dürfte die Zukunft lehren; allein auch nur *hier und da* das Ziel, nach dem ich strebe, erreicht zu haben, würde mir hohe Befriedigung gewähren.

Ich bin mir bewusst, ohne viel Neues zu bringen, doch die besten Quellen benutzt, nach allen Richtungen hin emsig gesucht, gesichtet und gesammelt zu haben, was über die mechanische Gymnastik sowohl in grösseren Werken, wie in Zeitschriften, Prospekten und Programmen geschrieben und veröffentlicht wurde. Wir glaubten den medicinischen Kreisen eine willkommene Gabe zu bieten, indem wir das nur zerstreut sich vorfindende Material in gedrängter Kürze an einer Stelle sorgsam zusammenstellten und das Interesse zu wecken suchten für eine Errungenschaft, die zu Nutz und Frommen der leidenden Menschheit ein Gemeingut zu werden verdient.

Wir dürfen uns das Zeugniss geben, frei von jedem Vorurtheil die verschiedenen Arbeiten der geschätzten Autoren geprüft zu haben, doch hat selbstredend der uns zugemessene Raum uns nicht gestattet, mehr als das Wichtigste und am meisten Charakteristische derselben hervorzuheben; es wäre daher ein gewaltiger Irrthum, anzunehmen, dass in den bez. Werken nicht ausserdem noch sehr viel Lehrreiches enthalten sei. Dies gilt ganz besonders von unserem verehrten Freunde Dr. H. Nebel, dessen Ausführungen wir so oft citirt haben. Wer sich in unserm Fache zum Specialisten heranbilden will, wird bald erkennen, welche reiche Fundgrube jene Arbeiten für den strebsamen Jünger enthalten.

Dank diesem geschätzten Autor sowie den anderen Herren Collegen, die mit ihrem Einflusse, mit Energie, Sachkenntniss und rechtem Mannesmuth für die Heilgymnastik und deren hohe Bedeutung eintreten, ist es allerdings geglückt, dieser Methode in vielen Orten des Auslands — und besonders in Deutschland — Eingang zu verschaffen. Die mit dieser Zander'schen Behandlung erreichten, staunenswerthen Erfolge — wir weisen nur auf die sprechenden Zahlen in den Tabellen der Berufsgenossenschaften in Deutschland hin (Seite 100), brechen nach und nach das Vorurtheil, das sich dem Neuen ja immer anfangs entgegenstemmt, und so haben wir alle Ursache mit Befriedigung zu constatiren, wie die Zander'sche Heilgymnastik tagtäglich an Terrain gewinnt. Allein — wie unendlich weit sind wir noch von *dem* Ziele entfernt, das *uns* vorschwebt, dass nämlich *jeder* Kur- und Badeort, ja, nicht allein jede Hauptstadt, sondern auch *jede* grössere Provinzialstadt und *alle* Berufsgenossenschaften in wohlberechneter Wahrung ihrer wichtigsten wirthschaftlichen Interessen, also zu ihrem *eigenen Vortheile* ebensowohl, wie zum *Heile der Leidenden* eine solche *Zander'sche Gymnastikanstalt* errichteten! Es gehört kein prophetischer Blick dazu, jetzt schon im Geiste die Zeit zu erschauen, da auch die medizinischen Fakultäten des Auslands der Zander'schen Methode jenen Werth zuerkennen, dass sie gewürdigt wird, auch in diesen Heimstätten der Wissenschaft neben den anderen Disciplinen gepflegt zu werden.

Für diese Gymnastikmethode möchte ich nun so gern und so viel ich vermag bei meinen gesch. Herren Collegen *Reklame* machen; ich bekenne das offen und unumwunden, und es liegt mir viel daran, diesem oft geschmähten Worte einen besseren Klang und eine gerechtere Deutung zu verschaffen. Wohl ist auch mir nicht unbekannt, dass jenes Wort »Reklame» in seiner falschen Deutung der Ausdruck ist für das Streben, mit grossen, prunkenden, volltönenden Anpreisungen unbedeutende, werthlose Dinge, Arcana und ähnliche Mittel auf den Markt zu bringen, Mittel, welche ihrem Erfinder eine Goldernte sichern, während das Publikum getäuscht, manchmal sogar geschädigt, ins Blaue hinein geführt wird. Die Reklame, die ich meine, besteht in der vielleicht etwas zudringlichen Art, die Bekanntschaft mit jenem überaus segensreichen Heilverfahren zu vermitteln, und die noch hier und da vorhandene Voreingenommenheit gegen diese geniale Schöpfung, welche in den Zander'schen Apparaten niedergelegt ist, zu verscheuchen. Darum wollen wir in die grosse Posaune stossen, dass es weit hinaus schalle über Land und Meer, ohne Furcht und Zagen wollen wir für das von uns als unumstösslich wahr Erkannte kämpfen, als ideales Ziel schwebt auch uns — gleich unserem bewährten Meister Dr. Zander — der Wahlspruch stets vor Augen: *Linderung und Heilung der menschlichen Leiden!* Die Zander'sche Methode ist die Gymnastik in der Hand des gebildeten Arztes, und darum wird sie — dessen dürfen wir gewiss sein — ihrer hohen Aufgabe wohlbewusst, stets mit Bedacht und vor Allem — mit offenem Visier — unaufhaltsam ihrem Ziele zuschreiten.

Weit entfernt, in dem Wahne befangen zu sein, ein bedeutendes Werk zu liefern und eine Fülle von neuen Ideen der Welt darzubieten, würde ich mich reichlich belohnt fühlen, wenn ich mit meinem Scherflein dazu beigetragen hätte, unserer Heil-Methode hier und da eine gerechte Anerkennung und Würdigung anzubahnen.

Für diejenigen Herren Collegen des Auslands, denen die deutsche Sprache weniger geläufig ist, sind einige Aufsätze über diesen Gegenstand in französischer, englischer und italienischer Sprache beigedruckt.

Es erübrigt uns noch, den Herren Dr. G. Zander und Ingenieur E. Göransson unseren wärmsten Dank abzustatten für ihr freundliches Entgegenkommen, indem sie Material und Zeichnungen uns bereitwilligst zur Verfügung gestellt haben.

Stockholm, im Januar 1892.

Dr. A. LEVERTIN.

VORWORT.

Nachstehende Abhandlung meines ehemaligen Assistenten, des Herrn Dr. A. Levertin, hat es sich zur Aufgabe gestellt, theils eine Übersicht über die gesammte Litteratur, welche gegenwärtig bezüglich meiner mechanischen Gymnastikbehandlung vorhanden ist, theils auch durch Auszüge aus den Werken der verschiedenen Autoren ein anschauliches Bild über die Aufgabe, Wirkungen und bisherige Entwickelung dieser Behandlungsmethode zu geben. Dabei hat aber auch der Verfasser manchen schätzenswerthen Beitrag aus seiner eigenen reichen Erfahrung hier niedergelegt.

Nachdem ich nun von vorliegender Arbeit im Manuskript Einsicht genommen, kann ich nicht umhin, Herrn Dr. A. Levertin meinen verbindlichsten Dank abzustatten für die Bemühungen, denen sich derselbe im Interesse der Sache unterzogen und hege ich die Überzeugung, dass dieses Buch den Herren Ärzten, welche sich eine allgemeine Kenntniss über das Wesen der mechanischen Gymnastik verschaffen wollen, sowie für diejenigen, welche sich dem gründlichen Studium dieser Kurmethode zu widmen gedenken, als anregende Anleitung besonders willkommen sein dürfte.

Stockholm den 16. Febr. 1892.

G. ZANDER.

Inhaltsverzeichniss.

Es dürfte keinem Zweifel unterliegen, dass keines der früheren Jahrhunderte auf dem Gebiete der Erfindungen und wissenschaftlichen Forschungen sich gleich dem unsrigen ausgezeichnet hat. Und besonders in der medicinischen Wissenschaft hat sich dieser Fortschritt weit mehr als auf anderen Gebieten geltend gemacht. Noch vor wenigen Decennien sehen wir die medicinische Wissenschaft gezügelt und beherrscht von starren, doctrinären Theorien, eingezwängt in uralte Schablonen, an die niemand zu rühren wagte, wohl aus Furcht, dass, wenn man an diesen mystischen Grundpfeilern rüttelte, der ganze künstlich zusammengehaltene Bau auseinanderfallen und in ein Nichts sich auflösen würde. Dass ganz besonders die biologische und pathologische Forschung Grosses geschaffen, kann sicherlich Niemand in Abrede stellen oder verkennen. Aber auch auf die Therapie mussten diese Forschungen einen mächtigen und durchgreifenden Einfluss üben. Das Studium und die richtige Beurtheilung der Lebensvorgänge, die Untersuchungen der krankhaften Veränderungen im Organismus mussten die Haltbarkeit der althergebrachten Heilmittel einer gründlichen Kritik unterziehen, um zu Nutz und Frommen der Menschheit der Wahrheit zum Siege zu verhelfen. Die Ergebnisse jener Prüfung wollen wir hier nicht in den Rahmen unserer Betrachtung ziehen, wir wenden uns vielmehr zu den neuen Heilmethoden, die sich uns erschlossen haben, und die einen ebenso grossen wie bedeutungsvollen Theil der Medicin der Zukunft repräsentiren. Sie wirken vielleicht in eben dem Grade, um dem Uebel vorzubeugen, wie zur Hebung der bereits eingetretenen Krankheitserscheinungen. Man hat sie die physikalischen Mittel der Hygieine genannt; sie verfügen namentlich über die Naturkräfte und benutzen dieselben als gehorsame Werkzeuge in ihrem Dienste. Licht, Luft, Wasser, Electricität und Bewegung heissen diese neuen Heilmittel, von denen jede in ihrer Art ihren Stempel auf die neue Therapie des 19. Jahrhunderts drückt.

Die *Bewegung* als Heilmittel wollen wir hier näher betrachten und insbesondere die Form der Behandlung, welche man die mechanisch therapeutische nennt. Um ihre historische Entwickelung und hohe Bedeutung als eines der in Zukunft wichtigsten Heilmittel darzuthun, dürfte es am Platze sein, als Einleitung zu dieser unserer Abhandlung, welche den Zweck hat, innerhalb der fachmännischen Kreise zu wirken, mit der biographischen Shizze ihres Erfinders, des Herrn Dr. Gustaf Zander, zu beginnen. Wir müssen sogar noch etwas weiter zurückgreifen, um zu zeigen, wie es gekommen, dass man in unserem Vaterlande, Schweden, zuerst den Versuch machte, die mechanische Kraft in den Dienst der Heilkunst zu stellen.

Per Henrik Ling hatte den Impuls und die Form zur Anwendung der Bewegung als ein medicinisches Agens gegeben. Seine Geschichte, seine Arbeiten und seine Erfolge sind so allgemein bekannt, dass wir auf eine nähere Darstellung derselben hier verzichten können. Er gründete bekanntlich im Jahre 1813 das »Gymnastische Centralinstitut» in Stockholm und bildete eine Schule, die heute noch besteht und — wenn auch jetzt nach neuen, verbesserten, rationelleren Methoden — segensreich fortwirkt. Ling bietet dem Forscher nicht zu verkennende Vergleichungspunkte mit Vincenz Priessnitz. Beide gehörten nicht dem ärztlichen Berufe an, aber durch die ihnen von der Vorsehung verliehene geniale Begabung wurden Beide — so zu sagen — bahnbrechend für die neuen Heilmethoden: *Hydrotherapie und Heilgymnastik.* Doch erst in der Hand des gebildeten Arztes erfüllen sie voll und ganz ihren Zweck und gewinnen die Anerkennung, welche ihre überraschenden Erfolge mit Recht verdienen. Nachdem durch Forschung und Experiment die mystischen Zusätze, mit welchen frühere Zeiten die Lehren der Heilgymnastik umgeben hatten, entfernt wurden, hat sich die Grundwahrheit ihrer Ideen immer mehr Bahn gebrochen und gewinnt mit jedem Tage grössere Ausbreitung. Die fanatischen Jünger Ling's in Schweden, Empiriker wie er selbst, nahmen mit Begehrlichkeit alle von ihm aufgestellten Theorien auf, sie waren in der That nicht im Stande, die empfangenen Lehren kritisch zu untersuchen, Schale von innerem Wesen zu trennen, und sie wirkten zumeist nur durch die ausgezeichnete Art, mit welcher sie Propaganda für den technisch-handlichen Theil der Ling'schen Methode machten. Keinem von seinen Schülern glückte es, auf dem theoretischen Gebiete die Gymnastik einigermassen vorwärts zu bringen. Auch hierzulande, wo die Gymnastik ihren Ursprung hat, standen ihre Leiter und die Vertreter der Medizin, wenn auch nicht gerade feindlich, so doch keineswegs in freundschaftlichem Verhältnisse zu einander. Gegenüber der Ling'schen Schule und ihren fanatischen Jüngern Gabriel Branting, August Georgii, Pehr Jacob Liedbeck sr. u. A. stand die orthopädische Schule, zumeist nach französischem oder deutschem Muster gebildet, zuerst durch Prof. Dr. Nils Åkerman und dann durch Dr. Carl Herman Sätherberg repräsentirt. Auf der einen Seite also die schlichte Empirie, auf der anderen die doctrinäre Wissenschaft. Sätherberg entfernte sich in vielen Stücken von dem rein orthopädischen, exclusiven Standpunkte und benutzte als Hilfsmittel zur Bandagebehandlung heilgymnastische Übungen, deren Methoden er in vielen Fällen vereinfachte und verbesserte. Sein Institut wurde auch die Pflanzstätte, woselbst die Vertreter der Medizin den Nutzen und den Werth der gymnastischen Behandlung kennen lernten. Wir übergehen gern die heissen Kämpfe, welche zwischen obengenannten Schulen anfangs und Mitte der fünfziger Jahre stattfanden, ein Streit, der nur bei der Schilderung der Geschichte der schwedischen Gymnastik Interesse haben kann. Erst im Jahre 1864 ging die Stellung des Oberlehrers an der medizinischen Abtheilung des Centralinstituts in die Hand eines Arztes über. Prof. Dr. Truls Johan Hartelius wirkte in dieser Richtung bis zum Jahre 1887, Prof. Dr. R. Murray, der gegenwärtige Leiter des Instituts, wurde zu jener Zeit sein Nachfolger. Nach den langen und heftigen Kämpfen trat jetzt ein vollständiger Stillstand ein, und die beiden Richtungen arbeiteten nunmehr Hand in Hand mit einander, beide wohlwollend seitens des Staates mit Mitteln bedacht. Die schwedische Heilgymnastik musste freilich noch mannigfache Phasen durchmachen, ehe sie das geworden, was sie jetzt ist. Es lässt sich ja unschwer begreifen, dass es durchaus keine leichte Arbeit war, Bewegungsgeber nach dem Ling'schem System zu sein. »Wie halten Sie es aus, eine solche Menge von

Bewegungen zu geben?» fragte einmal ein Patient den »Gymnasten», dessen Händen er sich anvertraut hatte. »Ich halte es auch nicht aus», lautete die Antwort. Und so war es auch, denn nach kurzer Zeit hatte er seine Gesundheit eingebüsst. Dieser Fall zeigt zur Genüge die Schattenseite der manuellen Gymnastik. Allerdings kann auch eine angestrengte Thätigkeit auf diesem Gebiete ohne nachtheilige Folgen für den Bewegungsgeber bleiben, aber die Müdigkeit, die ein geschickter und viel in Anspruch genommener Gymnast fühlen muss, nachdem er mehrere Stunden hindurch einen Patienten nach dem anderen behandelt hat, muss unbedingt mehr oder weniger nachtheilig auf die Kur des Kranken einwirken. Diesen Nachtheil drückt ein Verfasser in einer ausländischen Zeitschrift folgendermassen aus: »Der Gymnast ist in dem Irrthum befangen, dass seine Müdigkeit eine Kraftsteigerung des Patienten, oder dass eine zufällige Kraftentwickelung des ersteren eine Schwäche des Kranken involviere.» Wenn auch die manuelle Methode in gewissen Beziehungen Vorzüge haben mag, schwerlich kann man die Wahrheit der angeführten Worte in Abrede stellen. Denn ausser der unausbleiblichen Ermüdung des Gymnasten zu Ende der Übungsstunde, wird er doch auch zufälligen Einflüssen ausgesetzt sein, welche seine Arbeitskraft herabsetzen, und in Folge dessen wird die Stärke der Übung für den Patienten nicht immer die gleiche sein können.

Aber wie wäre dies zu vermeiden? Giebt es denn eine Möglichkeit, jenem Übelstande abzuhelfen? Nur in dem Falle, wenn man einen Bewegungsgeber fände, der gegen Ermüdung oder Erkrankung gefeit wäre, und der mit minutiöser Genauigkeit den Grad des Widerstandes erhöhen oder vermindern könnte, wie das nur nach ausdrücklicher Vorschrift des Arztes geschehen darf, und der sich endlich nach der natürlich zu- oder abnehmenden Stärke der Muskelkraft des Patienten genau richten könnte. Und doch wurde dieses Problem gelöst, u. z. von Dr. Gustaf Zander, durch seine weltbekannten Gymnastikapparate. Schon als junger Student hatte er den Plan zu seinem jetzt so berühmten System entworfen. Er leitete nämlich zu jener Zeit die gymnastischen Übungen in der von seinen Schwestern gegründeten Mädchenpension zu Bårarp in Halland, er selbst berichtet darüber Folgendes:

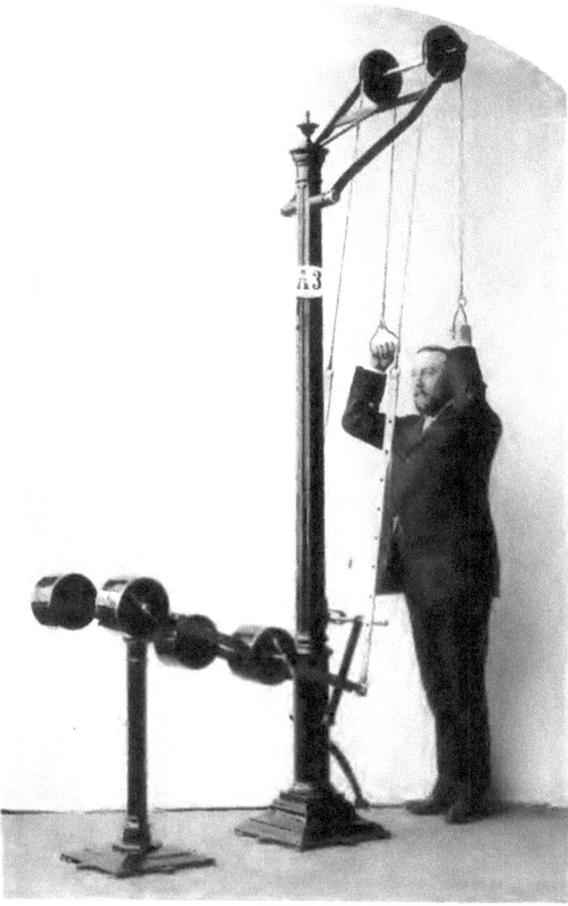
A3

»Den ersten Versuch, eine vollständige Gymnastik mittelst mechanischer Apparate herzustellen, machte ich im Jahre 1857, während ich in einer grösseren Mädchenpension auf dem Lande die gymnastischen Übungen leitete. Da ich sowohl die Ling'-sche Apparat-Gymnastik wie die freistehende Linien-Gymnastik (Freiübungen, Hausgymnastik) versuchte und gezwungen wurde, beide zu verwerfen, die erstere, weil sie sich für Mädchen nicht eignete, die letztere, da sie mir nicht hinreichende Vielseitigkeit oder nothwendige Individualisirung der Bewegungen, besonders bei einigen kränklichen und an Rückgratskrümmungen leidenden Mädchen gestattete, so blieb mir nichts anders übrig, als selbst mittels der manuellen Methode mehr oder minder modificirte heilgymnastische Uebungen auszuführen. Meine hierfür jedoch unzureichenden Kräfte brachten mich auf die Idee, dieselben durch mechanische Hilfsmittel zu ersetzen. Auf diese Weise hoffte ich noch einige Unbequemlichkeiten der manuellen Methode, die ich als Patient und als Gymnast kennen gelernt hatte, vermeiden zu können. Die vorliegende Aufgabe dachte ich mir folgendermassen:

Wenn man einen mechanischen Apparat so einrichten könnte, dass man eine gewisse Muskelgruppe anwenden müsste, um ihn in Bewegung zu setzen; wenn man diesen Apparat mit einem Gegengewicht versehen könnte, welches nach Belieben zu vermehren oder zu vermindern wäre, und wenn man schliesslich den Widerstand so einrichten könnte, dass er gradweise in Uebereinstimmung mit den Gesetzen, nach welchen die Muskelkraft arbeitet, zu- und abnähme, so dürfte das Problem gelöst und ein Hilfsmittel gewonnen sein, das nicht nur den Gymnasten ersetzen, sondern mit Leichtigkeit sogar die Schwierigkeiten überwinden könnte, mit denen dieser vergebens kämpft. Versuchsweise wurden nach diesem Plane Apparate für die wichtigsten Übungen angefertigt, und obgleich diese ersten Maschinen sehr primitiv und unvollkommen waren, wurde ich in meinen Hoffnungen nicht betrogen. Ich konnte für eine jede Elevin die Übungen individualisiren, nach einigen Versuchen genau bestimmen, mit wie starken Übungen eine Jede zu beginnen habe, und darauf ganz langsam, fast unmerklich, den Widerstand erhöhen; die Gleichmässigkeit und Sicherheit, mit welcher die Kräfte auf diese Weise wuchsen, war wirklich überraschend, und selbst das schwächste der Kinder zeigte in kürzester Zeit Fortschritte, welche — ausserdem dass sie sich durch vermehrten Appetit und grössere Lebenslust auszeichneten — nach Pfunden bestimmt werden konnte.»

Doch eigentlich erst im Jahre 1862, nachdem die Pension von Bårarp nach Partilled, wo ein passendes Gymnastiklokal vorhanden war, verlegt wurde, fing Dr. Zander an, seine Apparate systematisch zu construiren und auszuführen. Er war damals erst 27 Jahre alt. Zander hat nicht, wie die meisten anderen Erfinder, schon in seinen Kinderjahren ausserordentliche Anlage für mechanische Aufgaben gezeigt, sondern das unmittelbare Bedürfniss der Heilkunst brachte mit einem Schlage zum Vorschein, was in der Brust des Jünglings schlummerte. Er hatte sich nie vorher dem speciellen Studium der Mechanik gewidmet, und dennoch glückte ihm die Lösung der sich gestellten Aufgaben bis in die feinsten Einzelheiten. Bei seinem ersten Versuche hatte er sicherlich keine andere Hilfe als einen Dorfschmied, einen Tischler und seine eigene unerschütterliche Energie, aber in ihm loderte das Feuer des angeborenen Genies und die Liebe des echten Arztes zu seiner Wissenschaft. Grade weil er anfangs auf so sehr beschränkte Hilfsmittel angewiesen war, eignete er sich eine Findigkeit an, welche oftmals Staunen und Bewunderung bei manchem erfahrenen Mechaniker erweckte.

Zander betrachtete die Fortsetzung und Verbesserung dieser Art der Gymnastik als seine Lebensaufgabe. Schon 1864 war er im Stande, dem »Carolinischen Institut» eine Abhandlung über seine gymnastische Methode vorzulegen. Diese Schrift, eine Examenarbeit für das medicinische Licentiatexamen, wurde vom Prüfungscollegium einer hohen Censur gewürdigt. In der am 20. Dec. 1864 stattgehabten Sitzung des schwedischen ärztlichen Vereins lud Dr. Zander die Herren Ärzte ein, in seinem Gymnastiklokal die von ihm erfundenen mechanischen Apparate, welche den Zweck hatten, die manuelle Behandlung bei der Heilgymnastik zu ersetzen, in Augenschein zu nehmen und zu prüfen. Im Januar folgenden Jahres konnte Dr. Zander sein medico-mechanisches Institut, das damals nur 27 Apparate hatte, der Öffentlichkeit übergeben. Doch hat die geniale Erfindungskraft Dr. Zander's nicht geruht; rastlos an seinem grossen Werke fortarbeitend, hat er immer weiter Neues geschaffen, so dass das Institut in seiner jetzigen Gestalt über 69 verschiedene gymnastische und orthopädische Apparate verfügt.

Freilich hatte auch Dr. Zander hartnäckigen Widerstand zu bekämpfen, bevor es ihm gelang, seine Ideen glücklich zum Ziele zu führen. Hierüber berichtet ein auf diesem Gebiete hervorragender Autor, Dr. Emil Kleen[1] folgendermassen: »Dr. Zander hat, indem er die Dampfkraft in der Mechanotherapie anwandte, nach verschiedenen Seiten hin einen Sturm des Unwillens hervorgerufen, der sehr lebhaft an derartige Äusserungen erinnert, wo die Dampfkraft die Handarbeit ersetzen sollte, und gekränkte Interessen sich mit aller Gewalt dagegen aufbäumten. Der geniale Mann mit seinen ernsten, ehrlichen Absichten und seiner weitausgedehnten medizinischen Bildung war rücksichtslosen Angriffen ausgesetzt und in *eine* Kategorie mit notorischen Charlatanen gestellt, und das von Personen, die weder ihn noch seine Apparate kannten.»

Allzulange hielten jedoch diese Kämpfe nicht an, und Dr. Zander's Methode hat hierzulande, ebenso wie die manuelle, in der medicinischen Welt wie beim Publikum, ihre eifrigsten Verfechter und enthusiastischen Anhänger, die nur ihre Art der Gymnastik als die »allein seligmachende» gelten lassen, Schon im Jahre 1873 brachte Prof. Dr. Hartelius in der Fachzeitschrift: »Hygiea» (Band XXXV Seite 318) eine Würdigung der verschiedenen Gymnastikmethoden in durchaus versöhnender Weise. Er schreibt: »Diese Darstellung der manuellen und der Maschinmethode in der Heilgymnastik hat nur den Zweck, beide in das rechte Licht und in das richtige Verhältniss zu einander zu stellen, nicht aber, um eine derselben auf Kosten der anderen zu bevorzugen. Mögen sie beide ihre Vorzüglichkeit beweisen, mögen sie mit einander wetteifern oder einander ergänzen, jede in ihrer eigenen Weise. Wir unserseits halten es für wünschenswerth, dass die Maschinmethode die manuelle ersetzen könnte, denn dies wäre ein Gewinn für die Menschheit.» Die medicinische Fakultät liess Dr. Zander eine ehrenvolle Anerkennung zu Theil werden, indem sie ihn 1877 beim grossen Jubelfeste in Upsala zum Ehrendoctor ernannte. Im Jahre 1880 räumte ihm das »Caro-

---

[1] Dr. Emil Kleens Handbuch der Massage, aus dem Schwedischen übersetzt von Dr. G. Schütz, Berlin. 1890. (Seite 25).

linische Institut» eine Docentur für seine Lehre ein, wahrlich, ein gewaltiger Fortschritt für die medizinische Gymnastik, deren Berechtigung neben den übrigen medizinischen Disciplinen nunmehr nach langem Kampfe anerkannt wurde. Epochemachend, als Beweis für die Richtigkeit seiner Behandlungsmethode auf einem bestimmten Gebiete der Gymnastik, waren die von Dr. Zander construirten Rumpfmessapparate, unzweifelhaft die besten, die bisher construirt wurden. »Erst durch diese» — sagte er einmal zum Verfasser dieser Skizze — »ist es mir gelungen, einen Einblick in das innere Wesen und die Beschaffenheit jener tückischen Krankheit, der Scoliosis, zu erhalten. Mittels dieses Messapparats bin ich im Stande, mathematisch die Effectivität meiner Behandlungsmethode zu beweisen, er gab und giebt immer noch Anregung zur Erfindung neuer orthopädischer Apparate. So lange ich mich nur von meinem Auge und von meinem mechanischen Begriffe leiten liess, musste ich im Dunkeln tappen; jetzt kann ich unwiderleglich durch graphischen Abdruck beweisen, was ich durch meine Behandlung erreiche.»

Sowohl im schwedischen ärztlichen Vereine, wie bei dem allgemeinen Ärztekongress in Upsala hat Dr. Zander seine Rumpfmessapparate vorgezeigt und dafür allgemeine Anerkennung gefunden. Bei mehreren Gelegenheiten, wie bei den Weltausstellungen in Philadelphia (1876), Paris (1878) und Brüssel (1876), bekam Dr. Zander Medaillen und Ehrendiplome, und sein System wurde von ausländischen Fachschriften mit wärmstem Lobe bedacht.

Wir können diese biographische Schilderung nicht besser abschliessen, als indem wir die Worte anführen, die (1880) zur Feier des 15-jährigen Bestehens des medico-machanischen-Instituts über Dr. Zander ausgesprochen wurden: »Hier in Stockholm ist es die gehorsame Kraft des Dampfes, die eine grosse Anzahl dieser Maschinen treibt, deren Zweck es ist, einen schwächlichen oder gebrechlichen Körper zu stärken und zu stählen, aber die eigentlich leitende Kraft ist jener anspruchslose und bescheidene Mann mit dem träumerischen Gesichte, mit den ehrlichen blauen Augen, deren wohlwollender Ausdruck ein Herz wiederspiegelt, das bei der Lösung wissenschaftlicher Probleme stets dem edlen Ziele zustrebt: *Linderung menschlicher Leiden!*»

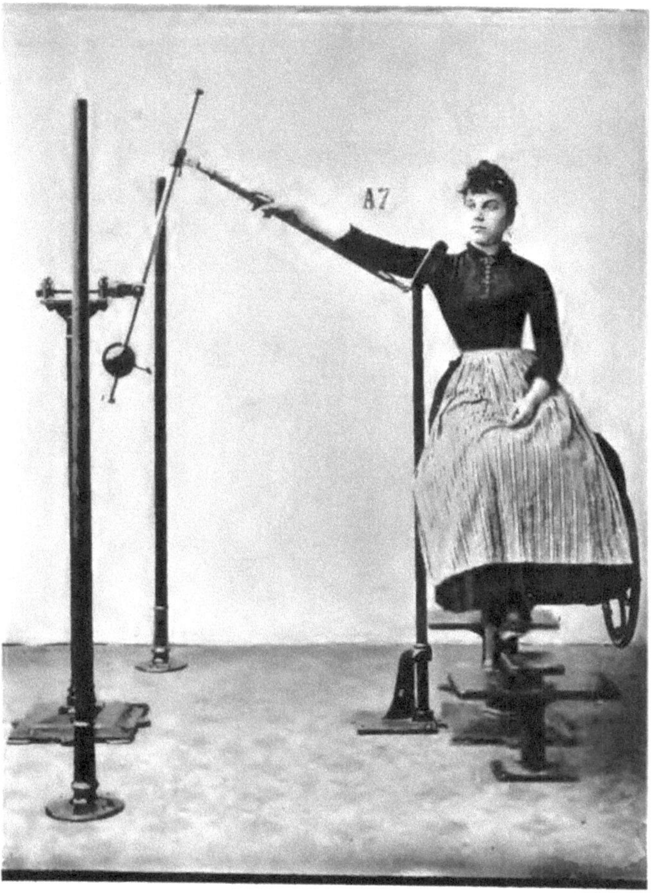
A7

Gustaf Zander wurde am 29. März 1835 in Stockholm geboren. Sein Vater war der Stadtrath J. G. Zander, die Mutter Margareta Wilhelmina geb. Beckstedt. Zander besuchte die Clara-Schule und das Stockholmer Gymnasium, kam nach Upsala 1855, wurde Medico-philosophiä-Candidat 1856, med. Cand. 1860 und med. Licentiat in Stockholm 1864. Im Jahre 1875 wurde er zum Ritter des Nordstern-Ordens ernannt, im darauf folgendem Jahre erhielt er eine Staatsunterstützung zum Besuche der Weltausstellung in Philadelphia. Dr. G. Zander ist mit Fanny Agnes Eleonore Hanzen, gebürtig in Lübeck, verheirathet; dieser Ehe sind 8 Kinder entsprossen. Der älteste Sohn, Candidat der Medicin Herr Emil Zander, wird seine medicinischen Studien bald absolvirt haben und sich dann ausschliesslich der mechanischen Gymnastik widmen.

I. Die Theorie der Zander'schen Methode.

In unserer Abhandlung übergehen wir ganz und gar die manuelle Gymnastikmethode, indem wir uns ausschliesslich mit der medico-mechanischen Gymnastik beschäftigen und versuchen, die Hauptmomente zusammenzustellen, welche sowohl ihr Begründer, Dr. G. Zander, wie auch andere Verfasser über die Theorien, die Natur und Indicationen derselben besonders hervorgehoben haben. Als Einleitungswort hierzu citiren wir einen deutschen Verfasser,[1] der gerade das Motiv erörtert, das auch uns veranlasst hat, das in verschiedenen Zeitschriften, Programmen und Broschüren vorhandene Material an einer Stelle zu sammeln:

»Der Zweck der nachfolgenden Zeilen ist, dieser Methode in ärztlichen und nichtärztlichen Kreisen die Beachtung und Werthschätzung zu verschaffen, welche sie im vollsten Masse verdient; ferner zur Klarlegung verschiedener Ansichten, zur Beseitigung von Missverständnissen und Begegnung von Vorwürfen auf Grund eines eingehenden Studiums der bezüglichen Werke, sowie eigener praktischer Prüfung das Erforderliche zur Würdigung dieser Heilmethode beizutragen. Kein Theil medicinischen Wissens und Könnens», so setzt er an anderer Stelle fort,[2] »ist von grossen und kleinen Ärzten so vernachlässigt worden wie die Mechanotherapie. Als im vorigen Frühjahre einer der bekanntesten Internen Berlins zu einer Consultation bei einem Herzkranken hierher berufen wurde, und der behandelnde Arzt auf die wunderbaren Erfolge der mechanischen Behandlungsmethode hinwies, äusserte der Herr Professor, ganz unbekannt

[1] A. Kühner, Gesundheit. Zeitschrift für öffentliche und private Higieine, Jahrgang XVI N:o 9, Seite 131.

[2] Blätter für Klinische Hydrotherapie. Jahrg. 1. S. 119.

mit der Bedeutung medico-mechanischer Institute: »Zu einem so gewagten Experimente würde ich nicht rathen!» Den praktischen Ärzten ist diese Methode oft nur dem Namen nach bekannt. Die wissenschaftliche medicinische Welt hat aber diese Behandlung, deren Ausübung allerdings weit umständlicher, zeitraubender und in der Regel auch weniger lohnend als das Schreiben von Recepten ist, ganz vernachlässigt. Ein grosser Theil der Ärzte denkt und handelt in dieser Beziehung nach dem Grundsatze jenes anticonservativen Redners, der im Parlament einst sagte: »Ich kenne zwar die Absichten der Regierung nicht, aber ich missbillige sie.»

Dr. Kühner citirt ferner aus Dr. Kleen's Arbeit Folgendes:

»Wenn Zander das Missgeschick hatte, von dem einen oder anderen Mechanotherapeuten verkannt zu werden, so hat er andrerseits das unschätzbare Glück gehabt, in Dr. Nebel einen höchst begabten und duchaus uneigennützigen Förderer seiner Methode zu finden, ohne welchen dieselbe ihre jetzige Ausbreitung kaum erreicht haben würde.»

Dr. Nebel hat seine reichen Erfahrungen in einem dem praktischen Arzte warm zu empfehlenden Werke niedergelegt, das schon dadurch in hohem Grade an Bedeutung gewinnt, dass Zander überall in dieser ausgezeichneten Arbeit aus seiner reichen Erfahrung Beiträge geliefert, alle Einzelkeiten geprüft und gesichtet und auf diese Weise seinen jungen Mitarbeiter derart geleitet hat, dass wir dreist behaupten dürfen: mit dem Erscheinen dieses Werkes ist der kräftigste Hebel zur Verbreitung und wissenshaftlichen Würdigung unsrer Methode in der medizinischen Welt eingesetzt worden. Dabei hat aber Nebel nirgends seine Selbständigkeit als wissenschaftlicher Forscher eingebüsst, er hat das empfangene Material als ein werthvolles Quellenwerk benutzt, und mit diesem als Leitstern ist es ihm gelungen, sich auf der gewissermassen *terra incognita* der Gymnastik zurechtzufinden und weiteres Licht über diesen Gegenstand zu verbreiten. Zur rechten Würdigung dieses Umstandes führen wir folgende Zeilen aus seinem Werke[1] an:

»Vielfach musste ich Dr. Zander's eigene Worte aus seinen kurzen Publikationen, sowie namentlich aus einer Sammlung von

[1] Bewegungskuren mittelst Schwedischer Gymnastik etc. von Dr. H. Nebel, Frankfurt a. M. S. 61.

Briefen wiedergeben, worin er mir Fragen hinsichtlich seiner Auffassung und Behandlung beantwortet und viele nützliche Rathschläge ertheilt hat. Diese Schriftstücke, welche mir sehr werth sind, zeugen ebenso sehr von der grossen Lebenswürdigkeit des Menschen, als von der sorgsamen Überlegung und Gewissenhaftigkeit des Mannes der Wissenschaft, welcher als solcher eine ernsthaftere Prüfung und Würdigung seiner Methode, als bisher bei uns beliebt worden ist, verlangen und erwarten kann.»

Zur Charakteristik des Nebel'schen Werkes gestatten wir uns den Schlusspassus der Recension anzuführen, welche Verfasser Dieses s. Z. in einer schwedischen Zeitschrift veröffentlichte:

»Mit Freuden begrüssen wir dieses bedeutende Werk des Verfassers, und in meiner Eigenschaft als Schwede danke ich ihm besonders für Alles, was er gethan und noch thut, um die medicinische Welt darüber aufzuklären, welch einen wichtigen Faktor wir Schweden durch die Heilgymnastik in der wissenschaftlichen Culturarbeit der Neuzeit geschaffen.»

Wer von unsern geschätzten Lesern die Zander'schen Gymnastikapparate näher kennt und mit regem Interesse den Berichten über die mit denselben erzielten Resultaten folgt, dem drängt sich unbedingt die Erkenntniss auf, dass diese Apparate eine Errungenschaft jahrelanger, unermüdlicher Arbeit, die Ergebnisse angestrengten Forschens und vieler durchwachten Nächte sind, und dass sie erst nach vielfachen vergeblichen Versuchen die vollendete Form erhielten, die sie geeignet machen, im Dienste der Wissenschaft und der leidenden Menschheit thätig zu sein. Wie sehr müssen wir daher die stümperhaften Versuche derjenigen brandmarken, welche — von schnöder Habsucht geleitet — Apparate auf den Markt bringen, welche ihrer Unzulänglichkeit wegen ihrem Zwecke nicht entsprechen können. Wohl mag hier und da die wohlmeinende Absicht eines Arztes vorhanden sein, sein Armamentarium zu komplettiren, und die ihn dazu bewegt, mit den Zander'schen Apparaten vor Augen, selbst ähnliche Apparate zu konstruiren. Doch »*nemo nascitur artifex*» lautet schon das alte Sprichwort, und kein Arzt ist im Stande Construkteur auf dem Gebiete der Mechanik zu werden, wenn er nicht vorher alle die Entwickelungsstufen des Wissens und Könnens durchgemacht hat, wie Zander es gethan. Es genügt keineswegs, über die medicinischen Forderungen Winke und Andeutungen geben zu können, sondern man muss selbst zu konstruiren im Stande sein und dem medicinischen Gedanken die sichtbare Form zu geben verstehen. Dr. Kühner, dessen Worte wir schon früher citirt und auch des Weiteren noch Veranlassung finden werden, als Stütze für unsere Behauptungen anzuführen, äussert hierüber so treffend in einer deutschen Zeitschrift:

»Die praktischen Ärzte haben allen Orts mit dem Kurpfuscherthum zu kämpfen, aber bezüglich der Zander'schen Methode kommt noch der wesentliche Umstand in Betracht, dass eine Menge prunkvoller Imitationen der originalen Dr. Zander'schen Apparate und die billig erworbenen Titel »Direktor» »Professor» selbst den Arzt glauben machen, es handle sich um wissenschaftliche Mechanotherapie. Allenthalben existiren derartige medicomechanische Institute, nicht *ärztliche* Anstalten, die sich mit Nachahmung einzelner Zander'schen und mit sonstigen Motionsapparaten behelfen, von Laien und vielfach selbst von Ärzten für echte Zander'sche Geisteskinder, d. h. für wissenschaftlich geleitete, mit *echten* Zander'schen Apparaten versehene Institute gehalten werden.

Die Besucher des im Frühjahre dieses Jahres (1891) stattgefundenen medicinischen Congresses in Wiesbaden werden in der mit demselben verbundenen hygieinischen Ausstellung im Nebensaale einige nicht übel hergestellte Abbildungen und Reclameschriften, ein angeblich »medico-mechanisches» dem Baden-Badener entsprechendes Institut betreffend, gesehen haben. Es ist dies ein *Laien*-Unternehmen, das mit dem Baden-Badener Zander-Institute und anderen derartigen Anstalten nichts als den usurpirten Namen gemein hat und den Anforderungen, welche man an Zander-Institute stellen muss, keineswegs entspricht.»

So klar und einleuchtend das alles auch dem in Wesen der Gymnastik Eingeweihten erscheinen wird, so kann doch schwerlich derjenige, der zum ersten Male sich diesen allgemeinen Betrachtungen hingiebt, unsre Erwägungen bezüglich der Zander'schen Methode voll und ganz erfassen und begreifen. Wir wollen daher Einzelnes, als wesentliche Bestandtheile der von Dr. Zander dargestellten Grundwahrheiten, näher erörtern und auseinandersetzen. Nebel berichtet hierüber Folgendes, da er von Zander sagt:[1]

[1] Seite 7.

»Er konstruirte also Apparate, welche es gestatten, den Widerstand so einzurichten, dass er gradweise, in Uebereinstimmung mit den Hebelgesetzen und mit den Gesetzen, nach welchen die Muskelkraft arbeitet, zu- und abnimmt. Dass dieser wichtige Vorzug der Zander'schen Methode sowohl bei den *Nykander'schen* Apparaten, als auch beim Turnschrank gänzlich ausser Betracht gelassen worden, wird nur zu häufig übersehen.»

Klarer und deutlicher als Zander hat *Niemand* vor ihm den Einfluss der Hebelgesetze auf die Muskelbewegung dargestellt. Hören wir seine eigenen Worte hierüber:

»Die Muskeln wirken meistens auf Hebel (Knochen). Da die auf einen Hebel applicirte Kraft bedeutend verschieden wirkt, je nachdem der Hebel mit der Richtungslinie der Kraft einen graden Winkel bildet, in welchem die Kraft unverändert wirkt, oder der Hebel mit der Richtungslinie der Kraft einen spitzen oder stumpfen Winkel bildet, in welchem Falle die Kraft um so mehr wirkt, je grösser der spitze, und je kleiner der stumpfe Winkel ist, so folgt daraus, dass der Widerstand in einer gymnastischen Übung sich darnach richten muss. Sonst würde der Muskel, wenn er am kräftigsten wirkt, zu wenig und wenn er am schwächsten wirkt — zu viel Arbeit auszuführen haben. Das geschieht auch sehr leicht in der manuellen Gymnastik. In der mechanischen dagegen ist der Widerstand an einem Hebel angebracht und dieser Hebel folgt so nahe als möglich (geht parallel mit) den natürlichen Hebeln (dem Arm, Bein u. s. w.).

Darum entwickelt immer der Hebel des Apparates den *grössten* Widerstand, wenn der Hebel des Körpers (Arm, Bein) die grösste Wirkung der Muskelkraft zulässt. Z. B. Apparat A. 9. *Armbeugen:* der Widerstand beginnt mit Null und wächst immer, bis Ober- und Unterarm einen rechten Winkel bilden. Die Kraft der Muskeln ist dann am grössten, der Widerstand ebenfalls. Wenn der Unterarm beginnt, einen *spitzen* Winkel gegen den Oberarm zu bilden, dann nimmt die Muskelkraft immer ab und ebenso der Widerstand. Wie die Hebel eine Kraft modificiren, ist im Meyer's »Statik und Mechanik des menschlichen Knochengerüstes» zu ersehen; man braucht nur in jedem einzelnen Falle das Parallelogramm der Kräfte zu construiren, so verschwinden alle Schwierigkeiten. So weit die Wirkung der Hebelgesetze auf die Muskelkraft.

Wir müssen aber auch ein anderes Verhältniss berücksichtigen, nämlich, *dass die absolute Kraft des Muskels bedeutend geringer ausfällt*, je mehr *derselbe sich schon contrahirt hat* (Schwann). Der Patient kann nun zwar gegen Ende der Bewegung kräftigere Contractionsimpulse dem arbeitenden Muskel zuschicken und dadurch sogar einen *vermehrten Widerstand bewältigen;* eine solche heilgymnastische Bewegung wäre aber incorrect.

Die Schwierigkeit ist, den Hebelgesetzen sowohl, als dem Schwannschen Gesetze bei der Construction der Apparate den berechtigten Einfluss einzuräumen, was nicht durch *Berechnungen allein*, sondern auch durch praktische Versuche geschehen muss. So habe ich beim Apparate *B. 9*, *Kniebeugen*, den grössten Widerstand nicht da gesetzt, wo Ober- und Unterschenkel einen rechten Winkel mit einander bilden, wie es das Hebelgesetz fordert, sondern *circa 30° vor dieser Stellung*, weil man während der Bewegung *deutlich* fühlt, dass das Maximum von Widerstand an dieser Stelle am leichtesten beseitigt wird.»

Hier haben wir also im kurzen Zügen das *Fundamentalgesetz*, durch welches wir das Princip, nach welchem unsere Apparate arbeiten, zu erklären im Stande sind und auch dem Unerfahrensten praktisch beweisen können.

Niemals haben wir daher jemandem unsre gymnastischen Apparate gezeigt, ohne vor Allem erst auf jenes Gesetz aufmerksam zu machen, denn gerade in der Construction dieser unsrer activen Apparate tritt die Genialität Zander's am schärfsten und deutlichsten hervor, und in jener erkennen wir die bedeutenden Vorzüge seiner Apparate vor allen anderen in diesem Genre. Die sogenannten passiven Apparate dagegen, so ingeniös sie auch erfunden und construirt sind, können sich nie mit diesen einfachen und vollkommen klaren Lösungen der Frage messen, wie es nämlich möglich sei, die Menschenhand durch ein sichereres und vor allem durch ein mehr wissenschaftliches Hilfsmittel zu ersetzen.

Erwägt nun derjenige, der zum ersten Male eines unsrer Institute besucht, obige Gesichtspunkte, so wird es wie Schuppen von seinen Augen fallen, sogleich werden die gefassten Vorurtheile schwinden, und er wird sicherlich ein warmer Anhänger der Zander'schen Methode werden. Führt man aber den Besucher zuerst zum Brusterweiterungsapparate, zu den Reitbewegungen, zu den Erschütterungs- oder Hackapparaten so wird er alle diese Herrlichkeiten anstaunen, wie etwa ein Bauer zum ersten Male die Gegenstände eines mechanischen Kunstkabinetts ohne jegliches Verständniss für die ihm ganz fremden Dinge begafft, er wird verwundert betrachten, aber der bleibende Eindruck wird unzweifelhaft derselbe sein, den man empfängt, wenn man eine wunderliche Kuriosität gesehen hat. Unterzieht man sich aber der Mühe, einfach und verständlich, der Fassungskraft des Besuchers angemessen, die Eigenthümlichkeiten unsrer Methode zu erklären, so wird man stets die Erfahrung machen, dass wir bei der betreffenden Person ein sehr lebhaftes Interesse für unsere Sache und Methode erwecken, während uns das bei der Vorführung jener wunderlich wirkenden passiven Apparate schwerlich gelingen dürfte. Bei solchem Verfahren ist auch der Fall undenkbar, von dem wir erzählen hörten, dass nämlich ein berühmter Arzt viele Jahre hindurch in dem Wahne befangen war, dass unsere Bewegungen rein passiv wären, d. h. nur mit Hilfe des Motors hervorgebracht, dass wir also mittels Maschinenkraft die Glieder biegen und strecken, aber völlig unbekannt war ihm, dass unsre Hauptstärke darin besteht, dass bei unserer Behandlung die Muskeln einen ihren Kräften entsprechenden Widerstand zu bewältigen haben, welch letzteren wir bis in die kleinsten, feinsten Details fixiren und dosiren können, ja ebenso genau und gewissenhaft wie die medicinischen Dosen in Centi- und Milligramm. Darum vermeiden wir es auch, den Ausdruck Dr. Zander's Gymnastik*maschinen* anzuwenden, denn grade durch diese Bezeichnung erhält der Unkundige und Uneingeweihte unrichtige Begriffe, falsche Vorstellungen, und durch letztere werden oftmals erst die wahrhaft lächerlichen Angriffe, die gegen unsre Methode gerichtet werden, erklärlich.

Eine weitere Beleuchtung dieser Fragen finden wir in Dr. Zander's Einleitung seines Buches: »Die Apparate für Heilgymnastische Behandlung und deren Anwendung etc.« Er schreibt:

»Nachdem die Erfahrung gelehrt hat, dass regelmässige und allmählich mehr und mehr anstrengende Muskelübungen nicht bloss die Muskeln entwickeln und stärken, sondern auch die Beseitigung von krankhaften Gewebsveränderungen in diesen befördern, das

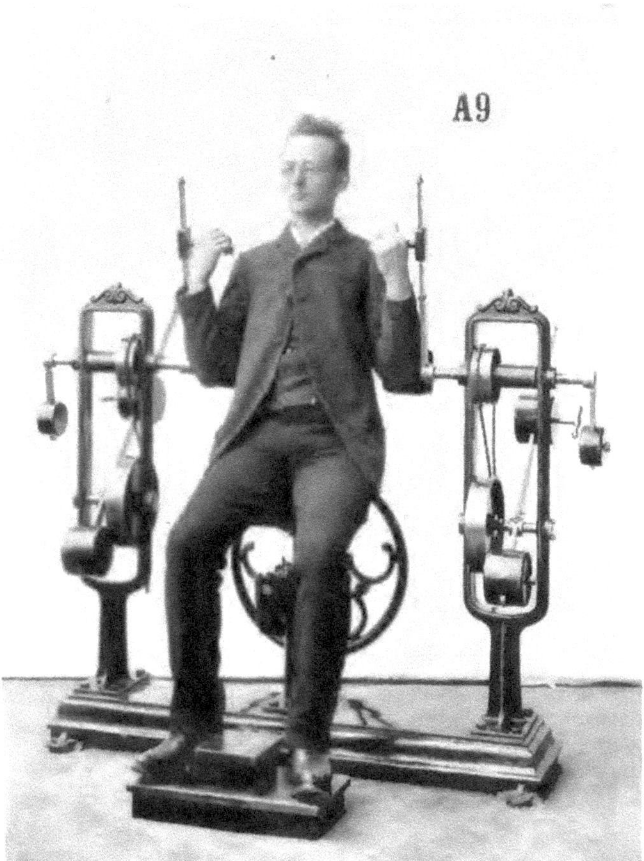
A9

Nervensystem abhärten und die Bluteirculation, den Lymphstrom und die Verrichtungen vieler Organe beleben, lag es nahe, solche Übungen unter die Hilfsmittel der Heilkunde aufzunehmen. Hierzu war es jedoch erforderlich, diese Übungen nach physiologischen Gesetzen ausführen und ihre Wirkung gleichwie die anderer Heilmittel in jedem besonderen Falle nach Bedarf genügend modificiren zu können.

Seit 1857, wo ich der Heilgymnastik meine Aufmerksamkeit zuzuwenden begann, habe ich mich bemüht, diese Forderungen durch meine mechanishe Gymnastikmethode zu erfüllen und in verschiedenen Veröffentlichungen gezeigt, dass ihnen nur dadurch genügt werden konnte, dass der Widerstand, den die Muskelarbeit zu überwinden hat, durch mechanische Apparate, u. z. durch die Verwendung eines Hebels hervorgebracht wurde.

Durch die Anwendung von Hebeln wurde erzielt: 1.) dass der Widerstand in genauester Übereinstimmung mit den physiologischen und mechanischen Gesetzen für die Wirkung der Muskeln eingerichtet wird, und 2.) dass die Dosirung des Heilmittels in vollkommenster Weise geschehen konnte.

Es ist mir nicht unbekannt, dass andere Personen zumal in neuester Zeit, möglicherweise auch vor meiner Zeit, einzelne Apparate für heilgymnastische Zwecke construirt haben; Niemand aber hat vor mir oder bis heute ausser mir weder eine vollständige Sammlung von Apparaten für die harmonische Entwickelung des ganzen Muskelsystems hergestellt, noch die Principien angegeben, nach welchen der Hebel bei jedem einzelnen Apparate angewandt werden muss.

Wenn es daher heutigen Tages eine *mechanische Gymnastikmethode* giebt, so ist es *die meinige*. Besondere Umstände nöthigen mich, darauf die Aufmerksamkeit zu lenken.

Wie oben erwähnt, wendet die mechanische Gymnastikmethode mechanische Apparate u. z. einen besonderen Apparat zur Übung einer jeden besonderen Muskelgruppe an. Der für jede Muskelgruppe zu überwindende Widerstand wird dadurch erreicht, dass der Muskel bei seiner abwechselnden Zusammenziehung und Erschlaffung ein auf einem Hebel angebrachtes Gewicht in die Höhe hebt oder sinken lässt. Durch die Vermittelung des Hebels wird nun die wichtige Forderung erfüllt, dass *der Widerstand während der Dauer der Bewegung mit dem natür-*

lichen Wechsel in dem mechanischen Effecte der Muskelarbeit zu- und abnimmt. Wenn dieser Effect am grössten ist, nimmt der Hebel die Lage ein, in der er sein grösstes Moment erreicht, d. h. die horizontale Lage; wenn der Effect abnimmt, so entfernt sich der Hebel aus dieser Lage; nimmt der Effect dagegen zu, so nähert sich der Hebel der horizontalen Lage.

Das Gewicht ist längs des Hebels verschiebbar und kann mittels einer Stellschraube in längerem oder kürzerem Abstande von dem Drehpunkte des Hebels befestigt werden, so dass jeder gewünschte Grad der Belastung von Null an bis zu einem für jeden Apparat passenden Maximum leicht hergestellt werden kann. Die Grösse der Belastung ist durch die Scala des Hebels angegeben.

Mit solchen Hilfsmitteln ausgerüstet, erbietet die mechanische Gymnastikmethode folgende Vortheile:

1.) richtet sich der Widerstand während der Bewegung genau nach dem natürlichen Wechsel in dem Effect der Muskelkraft;

2.) wird die Stärke der Bewegung gleichsam auf einer Wage abgewogen, und man bekommt ein genaues Mass für dieselbe;

3.) kann der für die normale Muskelentwickelung nothwendige, gradweise geschehende Zuwachs an Bewegungsstärke mit Sicherheit und in jedem wünschenswerthen Grade bewirkt werden;

4.) bleibt der mit einer bestimmten Nummer bezeichnete Widerstand sich stets gleich und kann deshalb jede erforderliche Veränderung der Bewegungsstärke, sei es nun eine Vermehrung oder Verminderung derselben, leicht und genau vorgenommen werden.

Meine mechanische Gymnastikmethode wendet ausser den Muskelübungen, die das Wesentliche bei jeder Gymnastik sind, auch *passive* Bewegungen der Gelenke wie Arm- und Fussrollung sowie *mechanische Einwirkungen*, wie Erschütterung, Hakkung, Knetung etc. an.

Die Anstalten, in denen meine mechanisch-heilgymnastische Behandlung ausgeübt wird, werden gewöhnlich *medico-mechanische Institute* genannt. Das erste wurde won mir 1865 in Stockholm errichtet. Schon in den ersten Jahren nach Eröffnung dieses Institutes fingen die Gymnastik-Anstalten in Schweden an, sich mit meinen Apparaten zu versehen, und seit 1875 sind auch im Auslande mehrere solcher Institute eingerichtet worden. Vollständige medico-mechanische Institute giebt es gegenwärtig in:

Stockholm, Gothenburg, Kristiania, Helsingfors, S:t Petersburg, Hamburg, Berlin, Breslau, Dresden, Würzburg, Frankfurt a. Main, Mannheim, Baden-Baden, London, Buenos-Aires, New-York.

Institute mit einer Auswahl von Apparaten giebt es in:

Upsala, Örebro, Norrköping, Hjulsta, Åbo, Moskau, Kopenhagen, Karlsruhe, München, Pforzheim, Wien, Budapest, Baltimore.

Einzelne Apparate für privaten Gebrauch sind nach Riga, Erfurt, Barmen, Barcelona, Milano, Alexandria geliefert.

In Stockholm giebt es seit 1885 zwei Institute mit sämmtlichen und eines mit einer Auswahl von Apparaten.»

Nach dem Erscheinen des Dr. Zander'schen Buches sind bis jetzt noch vollständige Institute in Leipzig, Wildbad und Stuttgart errichtet worden. Nieder-Schönhausen bei Berlin besitzt eine Auswahl von Apparaten, und ausserdem sind Institute für folgende Plätze unter Anlage: Wiesbaden, Boston, San Francisco und Aachen.

II. Die Apparate der mech. Heilgymnastik.

Die Apparate für mechanisch-heilgymnastische Behandlung werden, je nachdem sie in Bewegung versetzt werden, oder nur durch Druck (corrigirend) wirken sollen, in 3 Serien eingetheilt.

I. Serie: Apparate, die durch die eigne Muskelkraft des Bewegungsnehmers in Wirksamkeit treten.

II. Serie: Apparate, die durch irgend einen Motor, z. B. eine Dampf- oder Gasmaschine in Bewegung gesetzt werden.

III. Serie: Apparate, welche durch die auf ihnen lastende Eigenschwere des Patienten, oder durch mechanische Vorrichtungen einen *corrigirenden Druck* auf das Knochengerüste oder *Dehnung* der Weichtheile bewirken.

Nach der Beschaffenheit ihrer physiologischen Wirkung werden sie dagegen in 4 Abtheilungen getheilt.

I. Apparate für aktive Bewegungen,

d. h. solche, welche die unmittelbare Aufgabe haben, die Muskeln zu üben und zu entwickeln. In dieser Abtheilung unterscheiden wir 4 Gruppen:

A. *Aktive Armbewegungen.*

A 1. Armsenken.
A 2. Armheben, Schulterheben.
A 3. Armsenken und -beugen.
A 4. Armheben und -strecken.
A 5. Zusammenführen der Arme.
A 6. Seitwärtsführen der Arme.
A 7. Armschleudern.
A 8 a. Armdrehen.
A 8 b. Arm-Wechseldrehen.
A 9. Unterarmbeugen.
A 10. Unterarmstrecken.
A 11. Handbeugen und -strecken.
A 12. Fingerbeugen und -strecken.

B. *Aktive Beinbewegungen.*

B 1. Hüftbeugen.
B 2. Hüftstrecken.
B 3. Hüft-kniebeugen oder Hüftheben.
B 4. Hüft-kniestrecken.
B 5 a. Beinschliessen (sitzend).
B 5 b. Beinschliessen (krummhalbliegend).
B 6. Beinspreizen.
B 7. Velocipedtreten.
B 8. Beindrehen.
B 9. Kniebeugen.
B 10. Kniestrecken.
B 11. Fussbeugen und -strecken.
B 12. Fusskreisen.

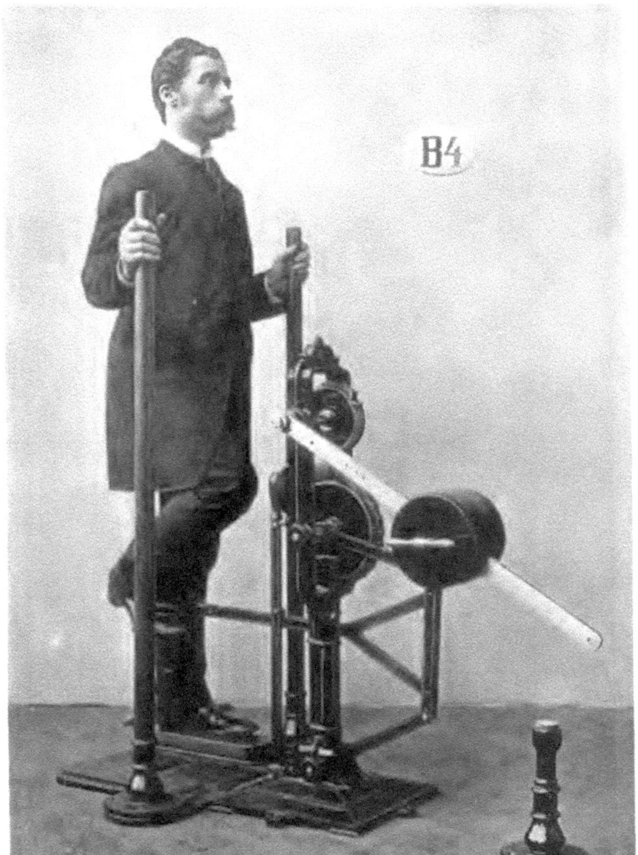
B4

C. *Aktive Rumpfbewegungen.*

C 1. Rumpfvorbeugen (sitzend).
C 2. Rumpfaufrichten (sitzend).
C 3. Rumpfvorbeugen (liegend).
C 4. Rumpfaufrichten (langsitzend).
C 5. Rumpfaufrichten (stehend).
C 6. Rumpf seitlich beugen.
C 7. Rumpfdrehen.
C 8. Beckendrehen.
C 10. Nackenspannen.

D. *Balancirbewegungen.*

D 1. Rumpfbalanciren.
D 2. Rumpfrotirung im Quersitz.
D 3. Rumpfrotirung im Reitsitz.

II. Apparate für passive Bewegungen,

d. h. solche, die ohne Hilfe der Muskeln die Glieder des Körpers bewegen, um deren Kapseln, Sehnenbänder und Muskeln zu dehnen und erweichen. Diese Abtheilung enthält nur eine Gruppe.

E. *Passive Bewegungen.*

E 2. Passive Handbeugung und -Streckung.
E 3. Passive Radial- und Ulnarflexion der Hand.
E 6. Brustweitung.
E 7. Passive Beckendrehung.
E 8. Beckenhebung.

III. Apparate für mechanische Einwirkungen.

Diese Abtheilung enthält 4 Gruppen.

F. *Erschütterungsbewegungen.*
(Vibrationsbewegungen.)

F 1. Erschütterungen.
F 2. Erschütterung im Reitsitz.

G. *Hackbewegungen.*

G 1. Brust- und Leibeshackung.
G 3. Beinhackung.
G 4. Rumpfhackung.
G 5. Kopfhackung.

H. *Knetbewegungen.*

H 1. Bauchknetung.

J. *Walkungs- und Streichungsbewegungen.*

J 1. Armwalkung.
J 2 b. Fingerstreichung.
J 3. Beinwalkung.
J 4. Fussreibung.
J 5. Rückenstreichung.
J 6. Kreisende Unterleibstreichung.

VI. Orthopädische Apparate

mit der speciellen Aufgabe, bei der Behandlung von Rückgratsverkrümmungen angewendet zu werden. Diese Abtheilung enthält 2 Gruppen.

K. *Lagerungsapparate,*

die durch einen passend angebrachten Druck auf abnorme Krümmungen des Rückgrats corrigirend (selbstrichtend) wirken; ausgeführt werden soeben:

K 1. Seitenhangapparat.
K 2. Seitendruckapparat.
K 3. Brustkorbdreher.
K 4. Redressirungstuhl.

L. ***Übungsapparate,***

mittels welcher gewisse aktive Übungen, die an fabnorme Krümmungen des Rückgrats corrigirend (selbstrichtend) wirken; ausgeführt werden soeben:

L 1. Combination von A3 und D1.
L 2. Liegende Haltung.
L 3. Becken-seitlich-führen.
L 4. Becken vorwärts-rückwärts-führen.
L 5. Lendenrücken-Seitenbeugen.
L 6. Rückgrat-Geraderichten.

Als ein nothwendiges Hilfsmittel hat Dr. Zander im Zusammenhang mit den orthopädischen Apparaten konstruirt:

Messapparate.

Rumpfmessapparat.
Querschnittsmessapparat.
Untersuchungsstuhl.

Wir lassen hier die von Dr. Zander aufgestellten »*Allgemeine Regeln für die Anwendung der Apparate*» folgen:

Die Bewegungen, welche nach der angegebenen Ordnung des Receptes genommen werden, sind in Gruppen, je 3 Bewegungen enthaltend, vertheilt. Im Allgemeinen ist die erste Bewegung in jeder Gruppe am meisten anstrengend, also eine aktive Arm- oder Rumpfbewegung. Darauf folgt eine aktive Beinbewegung und darnach eine passive Bewegung oder eine der mechanischen Einwirkungen. Für kräftige Personen können jedoch stärkere Bewegungen in derselben Gruppe zusammengestellt werden; die 3. Bewegung kann dann eine Balancir- oder aktive Rumpfbewegung sein. Diese 3 Bewegungen einer Gruppe werden unmittelbar nach einander genommen und erst dann ruht man ungefähr 5 Minuten aus, sofern nicht Ruhe nach jeder Bewegung vorgeschrieben ist.

Im Anfange sind alle Bewegungen schwach zu nehmen. Selbst wenn dem Bewegungsnehmer die Bewegung zu schwach erscheinen sollte, darf er sie doch in den ersten Tagen noch nicht stärker nehmen, denn wenn er auch jede einzelne Bewegung im Verhältnisse zu dem, was er zu vertragen glaubt, zu leicht findet, so nehmen sie doch alle zusammen die Wirksamkeit nicht nur der Muskeln, sondern auch der Nerven ziemlich stark in Anspruch, und der Bewegungsnehmer fühlt sich, besonders gegen Abend, mehr ermüdet, als er erwartet hätte. Die gymnastischen Bewegungen haben auch eine weit mehr eingreifende Wirkung, als die gewöhnlichen, meistens automatischen Bewegungen des täglichen Lebens.

Auf dem Recepte ist für einen Theil der Bewegungen vorschlagsweise die Nummer der Kraftskala des Apparates angegeben, welche der Arzt für den Patienten für passend ansieht; doch darf der Instructeur, welcher die Bewegungen mit dem Bewegungsnehmer vornimmt, diese Nummer vermindern, wenn sie etwa zu stark erscheint, dagegen soll sie nicht gleich erhöht werden. Den ersten oder die ersten Tage geht man nicht alle Gruppen durch, wenigstens nicht mit schwächeren Personen.

Nach einigen Tagen, wenn sich die erste Müdigkeit gegeben oder überhaupt keine fühlbar war, kann die Stärke der Bewegung etwa mit einer Nummer vermehrt werden, bis eine gelinde Müdigkeit sich nachträglich geltend macht; mit dieser Bewegungsstärke fährt man fort, bis die Müdigkeit ganz und gar überwunden ist, und eine neue Erhöhung stattfinden kann. Auf solche Weise wachsen die Kräfte des Bewegungsnehmers langsam, aber sicher.

Aus dem Gesagten erhellt, dass nicht jede Müdigheit ängstlich vermieden werden muss. Arbeit bis zu einem gewissen Grade von Ermüdung ist eine unerlässliche Bedingung für den Zuwachs der Kräfte. Da aber eine grosse Anzahl von Patienten, welche die Heilgymnastik gebrauchen, gezwungen sind, während der Kurzeit ihre täglichen Beschäftigungen fortzusetzen, die schon selbst Ermüdung hervorrufen, so muss man mit den Kräften solcher Patienten vorsichtig haushalten, wenn Fortschritte erzielt werden sollen. Daher die strenge Regel, nur eine so grosse Bewegungsstärke anzuwenden, die eine gelinde, bald vorübergehende Ermüdung zur Folge hat.

Es unterliegt wohl keinem Zweifel, dass mit Patienten, welche in der Lage sind, sich ausschliesslich der Gymnastikkur zu widmen, und mit denen man — nach jeder genügenden Erholungspause — 2—3 Mal täglich Übungen vornehmen könnte,

B5b

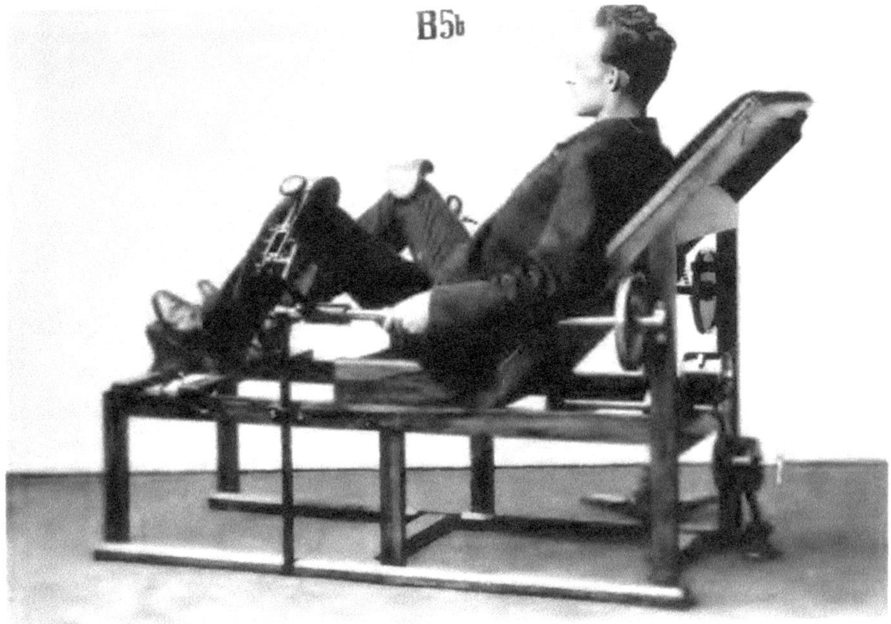

schnellere und vollständigere Resultate erreicht werden müssten, als es gewöhnlich in heilgymnastischen Anstalten der Fall ist.

Nun giebt es Patienten, bei denen die Ermüdung, obgleich sie nur wenige, ganz schwache Bewegungen bekommen, hartnäckig fortbesteht. Man darf darum aber nicht den Muth verlieren. In einzelnen Fällen hat die Ermüdung Wochen, ja Monate lang angehalten, um schliesslich allmählich aufzuhören und einem wunderbar schnellen Zunehmen der Kräfte und des Wohlbefindens zu weichen. Diese Art von Ermüdung ist ein Nervenleiden, entstanden durch allerhand schwächende Einflüsse, insbesondere durch eine verweichlichende Lebensweise und durch ängstliche Vermeidung einer jeden Anstrengung, wenigstens jeder körperlichen, vielleicht Tanz und Nachtwachen ausgenommen. Eine absolute Ruhe, so weit eine solche bewirkt werden kann, würde den Zustand verbessern können, jedoch Gesundheit und Kraft kann ein solcher Patient nur durch Heilgymnastik gewinnen Natürlich muss er sich dann ausschliesslich dieser Kur widmen. Leider wird der Patient oft durch die hartnäckige Ermüdung verleitet, die Kur zu früh abzubrechen.

Das Recept ist nach einem gewissen Plane, mit Rücksicht auf den Zustand und das Bedürfniss des Patienten, geschrieben; die Änderung der Ordnungsfolge auf dem Recepte darf also nicht ohne Berathschlagung mit dem Arzte geschehen. Die Bewegungsnehmer, welche — ohne krank zu sein — die Gymnastik behufs Erhaltung der Gesundheit und der Kräfte gebrauchen, müssen die Ordnungsfolge in jeder Gruppe einhalten, können aber die letzteren in andrer Reihenfolge nehmen. Auch können sie, um Zeit zu gewinnen, eine Bewegung in der einen Gruppe mit einer gleichartigen aus einer andern Gruppe austauschen, z. B. Arm-, Bein- und Rumpfbewegungen. Eine eigenmächtige Veränderung der Bewegungen auf dem Recepte ist aber unstatthaft und wäre auch durchaus verkehrt.

Die allgemein stärkende Behandlung, welche alle Muskeln so viel als möglich übt und entwickelt, bildet gleichsam das Gerippe des Receptes; dieses wird weiter so modificirt und vermehrt, dass die Bewegungen, welche eine besondere Wirkung auf bestimmte vorliegende Gebrechen oder Krankheiten auszuüben bestimmt sind, überwiegend resp. wiederholt vorkommen. Es fordert Einsicht und Erfahrung, um einen solchen Behandlungsplan zu entwerfen und durchzuführen, sowie sorgfältige Berücksichtigung solcher Veränderungen, welche zufällig einwirkende Umstände nöthig machen. Dies scheint manchen Leuten nicht klar zu sein. Sie lassen Bewegungen aus, die ihnen nicht angenehm vorkommen oder deren Nutzen sie nicht einsehen, und nehmen an Stelle derselben andre, nicht vorgeschriebene, welche sie lieber mögen und die ihnen angenehmer erscheinen, vielleicht weil dieselben stärkere und mehr geübte Muskeln in Aktion setzen. Es ist natürlich, dass eine derartige Bewegung angenehm und wolthuend erscheint, während das Arbeiten mit schwachen und ungeübten Muskeln *ermüdend und unangenehm* ist. Doch je mehr das Starke auf Kosten des Schwachen geübt wird, je verzerrter und unnatürlicher wird der Organismus, welcher, so missgebildet, seine Widerstandskraft gegen die krankheitsbringenden Einflüsse verliert. Der Zweck der Gymnastik wird nicht erfüllt und später macht der Patient diese, anstatt seine eigne Unvernunft und Eigenmächtigkeit, für das verfehlte Resultat verantwortlich,

Äusserst wichtig bei der Gymnastik ist ein richtiges Athmen. Bei allen aktiven Bewegungen findet man in der *Zander*'schen Beschreibung angegeben, wie geathmet werden soll. Besonders bei den Arm- und Rumpfbewegungen ist dieser Punkt von Wichtigkeit. Gewisse Muskeln, welche von den Armen auf den Brustkasten übergehen, die Muskeln des Rückens und Bauches wirken beim Athmen auf solche Weise ein, dass hieraus bestimmte Regeln abgeleitet werden können. Wo dies nicht der Fall ist, müssen andere Verhältnisse zur Richtschnur dienen. Jede aktive Bewegung hat einen mehr und einen weniger anstrengenden Moment. Der erstere entspricht dem Theil der Bewegung, wo das Gegengewicht erhoben wird, was durch die Verkürzung der Muskeln geschieht; dem letztern entspricht das Zurücksinken des Gewichtes in die ruhige Lage und geschieht durch die allmähliche Verlängerung der Muskeln. Da nun das Athmen selbst einen mehr und einen minder anstrengenden Moment hat, so folgt daraus die allgemeine Regel: Der mehr anstrengende Moment der Bewegung fällt mit dem *Ausathmen*, der weniger anstrengende Moment mit dem *Einathmen* zusammen. Hiervon machen nur die Bewegungen eine Ausnahme, bei welchen der Brustkasten während des Zusammenziehens der Muskeln Inspirationsstellung annimmt, nämlich A 2, A 4, A 6, C 2, C 4, C 5 und C 10. Bei allen diesen findet die Einathmung während des anstrengenderen Momentes der Bewegung statt; d. h. mit Beginn derselben wird eingeathmet. Bei allen andern aktiven Bewegungen — ausser C 6 — geht die Einathmung der Bewegung voraus.

Alle Bewegungen sind natürlich, ruhig und gleichmässig auszuführen.

Ferner ist Folgendes zu beachten:

man finde sich so früh ein, dass man ohne Eile und mit hinreichender Ruhezeit die vorgeschriebenen Bewegungen durchmachen kann;

man darf sich nicht vor oder nach der Gymnastik körperlich ermüden, was vor Allem schwachen und herzleidenden Personen gilt;

man melde sogleich dem Arzte, wenn sich demungeachtet eine grössere oder länger anhaltende Ermüdung nach der Gymnastik zeigen sollte;

man widme den Bewegungen seine volle Aufmerksamkeit und vermeide während derselben Unterhaltung oder Lektüre;

beim Gebrauche der Gymnastik für allgemeine Schwäche oder Krankheit sind auch während der Kurzeit Tanz und Nachtwachen zu vermeiden;

man trage eine lose anliegende Bekleidung, die nicht die Taille oder den Hals zusammenschnürt, das Athmen und die Bewegungen der Arme behindert, oder die Unterleibsorgane presst. Schnürleib, enge Halsbinden, die Beine umschnürende Strumpfbänder sollten nicht benutzt werden;

unmittelbar vor der Gymnastik nehme man keine grössere Mahlzeit ein. Das Verzehren einer Tasse Kaffee, Thee, Milch mit Zwieback oder Butterbrod vor der Gymnastik ist unschädlich, für ältere und schwächere Personen sogar zuweilen nothwendig. Nach einem reichlicheren Frühstück beginne man erst nach 1—1½ Stunden mit den gymnastischen Bewegungen.

Wer specielle Kenntniss über die Anwendung und Wirkung eines jeden Apparates wünscht, den verweisen wir auf Zanders Werk: »Die Apparate für mchanisch-heilgymnastische Behandlung und deren Anwendung. 3. Auflage. Stockholm 1890».

Dort findet man eine detaillierte Beschreibung über jeden einzelnen Apparat, sowie über die bestimmte Einwirkung der verschiedenen Bewegungen auf die Muskeln u. s. w.

III. Die Einrichtung und der Betrieb eines Zander'schen Gymnastikinstituts.

Nachden wir den geschätzten Leser mit der Bestimmung der so eigenartig konstruirten Apparate bekannt gemacht haben, möchten wir noch Einiges über die Einrichtung eines solchen Instituts anführen und in kurzen Zügen angeben, wie die Gymnastik selbst betrieben werden soll.

Alle diese Apparate werden unter der Kontrolle des Herrn Dr. *Zander* ausschliesslich in der Werkstatt der *Göransson*'schen Actien-Gesellschaft in Stockholm angefertigt. Herr Ingenieur *E. F. Göransson* widmet sich mit grossem Interesse und seltener Fachkenntniss der Anfertigung dieser Apparate, deren Vollkommenheit sowie deren Verbreitung grossentheils seiner Umsicht und Energie zu verdanken ist. Herr Dr. Zander äussert sich hierüber in dem Vorworte seines Werkes: »Die Verbreitung meiner Apparate ist in Wirklichkeit erst möglich geworden durch das Interesse und die Arbeit, welche Herr Ingenieur *E. F. Göransson* der Entwickelung der technischen und industriellen Seite meiner Erfindung gewidmet hat, indem er nicht nur in seiner mechanischen Werkstatt in Stockholm eine besondere Abtheilung für solide Anfertigung meiner sämmtlichen Gymnastik- und Messapparate unter meiner Kontrolle errichtet hat, sondern auch die ganze Correspondenz, sowie alle Rathschläge und Aufschlüsse in technischer und ökonomischer Beziehung ertheilt, welche bei Errichtung von medico-mechanischen Instituten im Auslande erforderlich sind und auch in Zukunft hierzu bereit ist.»

Bei Errichtung eines gymnastichen Instituts mit Dr. *Zander's* Apparaten muss vor allem besonderes Gewicht auf ein geeignetes Lokal gelegt werden. Dasselbe muss geräumig, luftig, möglichst mit Ventilationsvorrichtungen versehen sein, und der Flächenraum sollte mindestens 300 Quadratmeter betragen. Ausserdem müssen Räumlichkeiten für das ärztliche Consultationszimmer, sowie für Ruhe- und Lesesalon, Massage-, Garderoben- und Wartezimmer u. s. w. vorhanden sein.

Dr. *G. Schütz*, Vorsteher des medico-mechanischen Instituts in Berlin, beschreibt im Folgenden sehr treffend den Empfang eines Patienten im Institut:

»Der neu eintretende Patient wird einer genauen Untersuchung unterzogen und erhält, nachdem der Befund in dem Krankenjournal notirt worden, sein Bewegungsrecept. Auf diesem sind in einer bestimmten Anordnung die von dem Patienten zu benutzenden Apparate, sowie die Art der etwa auszuführenden Massage verzeichnet. Der Patient geht nun von Apparat zu Apparat und benutzt dieselben in der auf dem Recept angegebenen Reihenfolge; er wird hierin von einem Instrukteur (Assistenzarzt) angeleitet, der darüber wacht, dass die Übung richtig mit der passenden Widerstandsgrösse, und so oft wie vorgeschrieben, ausgeführt wird. Eine Anzahl von 15 bis 16jährigen Kindern besorgt die Einstellung der Apparate je nach der Grösse des Übenden und nach der ihm verordneten Widerstandsnummer. Der Patient wird angewiesen, während der Übung in richtiger Weise zu athmen und nach einer Gruppe von Übungen eine angemessene Ruhepause einzuhalten. Nach einiger Zeit wird das Bewegungsrecept erneuert, wobei die etwaige Änderung in dem Zustande des Patienten, der Kräftezuwachs, die gesteigerte Beweglichkeit vorher steifer Gelenke u. s. w. genaue Berücksichtigung finden.»

Es wäre von grösstem Interesse, könnten wir an dieser Stelle einige statistische Angaben über die Anzahl der Patienten in den verschiedenen Zanderinstituten des In- und Auslandes machen. Einzelne Mittheilungen dieser Art, gesammelten Broschüren och Programmen entnommen, stehen uns allerdings zu Gebote, allein um ein exaktes Urtheil darüber zu fällen, müsste man über vollständige und zuverlässige Angaben über die Anzahl der Besucher in denselben Jahren und in den gleichen Zeitabschnitten verfügen können.

Da aber unvollständige und inkorrekte Angaben nur zu mannigfachen Missverständnissen und Unannehmlichkeiten Veranlassung geben würden, müssen wir uns in unserer Statistik lediglich auf die uns zugänglichen exakten Zahlen aus den schwedischen Gymnastik-Instituten beschränken. Letztere sind nämlich seit dem Jahre 1887 gesetzlich gehalten, der Medicinalbehörde regelmässig Rapport einzureichen über die Anzahl der Besucher des Instituts, sowie über die Art der daselbst behandelten Krankheiten. Dr. Zander hat in seinem 1879 erschienenen Werke: »Die Zander'sche Gymnastik und das mechanisch-heilgymnastische Institut in Stockholm» die Anzahl der Patienten in den Jahren 1865—1878 in einer Tabelle angegeben.

Während der Jahre 1888—1889 war das Zander'sche Institut von 619, 1889—90 von 600 Patienten besucht, welche folgende Krankheitsgruppen bildeten:

	männl.	weibl.	Summa.
Bleichsucht und Blutmangel	11	37	48
Fettkrankheit	12	6	18
Nervenkrankheiten	111	47	158
Herzkrankheiten	165	59	224
Lungenkrankheiten	49	5	54
Krankheit der Verdauungsorgane	155	29	184
» Bewegungsorgane	169	57	226
Rückgratskrümmung	14	119	133
Diätetische Gymnastik	153	9	162
	839	368	1,207
Nicht mitaufgenommene Krankheiten	8	4	12
Summa	847	372	1,219

Während obengenannter Jahre ist das medico-mechanische Institut auf »Östermalm», dessen Director ich bin, 1888—89 von 325, und 1889—90 von 331 Patienten besucht worden. Rechnen wir diese Zahlen mit den Zander'schen zusammen, so ergiebt sich als Anzahl der Personen, welche *ausschliesslich* mechanische Gymnastik in Stockholm[1] anwenden: für das Jahr 1888—89 = 934, und für 1889—90 = 931 Patienten.

[1] *Södermalms Gymnastikinstitut* verfügt nur über eine kleinere Anzahl Apparate, und werden die Patienten dort, theils manuell, theils mit mechanischer Gymnastik behandelt.

Das *Zander*'sche Institut ist bezüglich der Anzahl der Besucher das am meisten frequentirte.[1]

Berichte von Instituten des Auslandes, bezüglich der Frequenz und der Krankheitsgruppen, findet man hier und da in kleineren Broschüren, wie z. B. vom Hofrath *Heiligenthal* in »Ärztliche Mittheilungen aus Baden» Jahrgang XLII 1888, Seite 33—39; ferner in »Mittheilungen aus dem Grossherzoglichen Friedrichsbade», Karlsruhe 1889, Seite 3—16; dergleichen von *H. Nebel*, daselbst; *G. Schütz*, Kompass, daselbst Seite 76; *Hasebroek* »Über die Nervosität, Hamburg 91; *M. Friedmann* & *G. Heuch*, Erster Jahresbericht des gymn. orthopäd. Instituts in Mannheim, Mannheim 1889, Seite 14. Das Hamburger medico-mechan. Institut, Hamburg 1890, Seite 57. *Fr. Bähr*, Med. Mech. Institut in Carlsruhe u. s. w.

Diese den verschiedensten Altersklassen — zwischen vier und achtzig Jahren — angehörenden Patienten waren, wie wir oben sehen, theils Repräsentanten aller Krankheiten, welche früher mit Heilgymnastik behandelt wurden, theils Personen, die ohne eigentliches Leiden die Gymnastik wegen ihrer allgemein stärkenden Wirkung und als Präservativ (diätetische Gymnastik) gegen die Folgen einer sitzenden Lebensweise oder von Beschäftigungen, welche eine einseitige Anstrengung gewisser Muskel erfordern, anwandten; theils Schulkinder, welche man für die gewöhnliche Schulgymnastik zu *schwach* hielt, und deshalb auf diese, die vollkommenste und den pädagogischen Grundsätzen am besten entsprechende Entwickelungsgymnastik hinwies. (Zander, daselbst Seite 16).

[1] Während genannter Jahre war das gymnastische Centralinstitut 1888-89 von 542, und 1889—90 von 468 Patienten besucht; das orthopädische Institut zählte 1880—89 = 547 und 1889—90 = 569 Patienten. Diese beiden Institute gewähren auf Grund verliehener Staatsunterstützungen eine grössere Anzahl Freiplätze, welche in der angeführten Anzahl miteinbegriffen sind.

IV. Die Erschütterung als Bewegung in der medico-mechanischen Gymnastikkur.

Bevor wir zur näheren Erörterung der verschiedenen Krankheitsgruppen und zu den wichtigen Grundsätzen über die Erhaltung der Gesundheit und kräftige Entwickelung des Körpers, welche durch unsere Gymnastikmethode gefördert werden, übergehen, wollen wir ein wichtiges Moment in der Behandlung, das — streng genommen — eigentlich zur Apparatbeschreibung gehört, hervorheben, indem wir aus einen Werke, betitelt: »Die Erschütterungen in der Zander'schen Heilgymnastik», herausgegeben von Dr. *Karl Hasebroek* in Hamburg, Einiges über eine Bewegungsform mittheilen, welche wir als eine »specifische Eigenheit» unserer Gymnastikmethode bezeichnen können. Als Zander, sagt der Verfasser, die Maschinen in die Gymnastik einführte, als ein ganz unschätzbares Hilfsmittel, um einerseits die Forderung einer Dosirbarkeit der gymnastischen Übungen zu erfüllen, andererseits, um die Wohlthat der Heilgymnastik weiteren Kreisen zugänglich zu machen, berücksichtigte er in seinen Apparaten, bei denen motorische Kraft in so genialer Weise nutzbar gemacht wird, ganz besonders die Vibrationen und Hackungen, und es entstanden nach vielen, jahrelangen Bemühungen und Verbesserungsbestrebungen mit hoher Vollendung arbeitende Apparate, mit Hilfe deren die Application der erwähnten Einwirkungen in der verschiedensten und dem Bedürfniss des Patienten best anpassbaren Weise geschehen kann. Es liegt in der Natur der Sache, dass man gerade diese Erschütterungsapparate als specielle Errungenschaft der *Zander*'schen Gymnastik betrachten muss, weil diese rein mechanischen Einwirkungen durch keinen Gymnasten so gut, gleichmässig und andauernd applicirt werden können. Sagt doch schon *Neumann*, nachdem er die günstigen Einwirkungen der Erschütterungen eingeräumt hat, dass dieselben theils so *schwierig*, namentlich bei einen grösseren Anzahl von Kranken, anzuwenden seien, theils eine solche *Geschicklichkeit* und *Kraftanstrengung* von Seiten des Gymnasten erforderten, dass, wenn ihr Erfolg noch eine bei weitem vortheilhaftere

B7

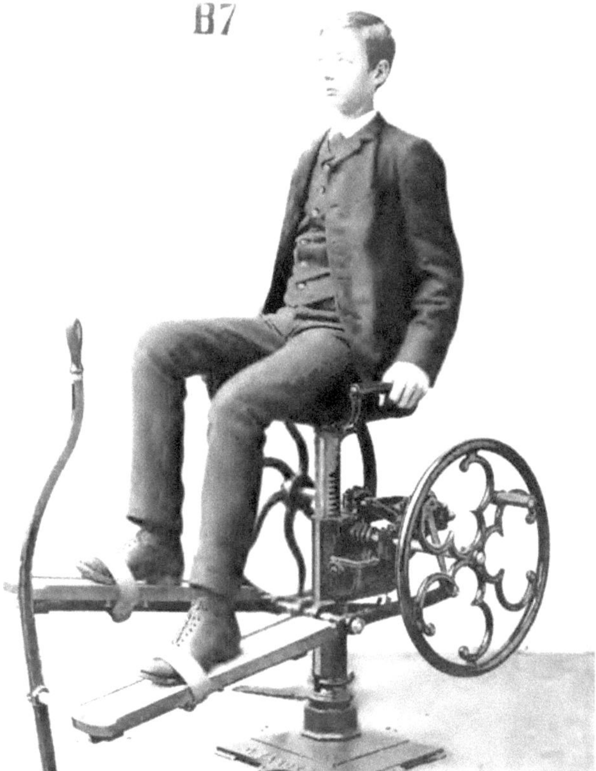

wäre, sie dennoch kaum zu empfehlen sein dürften. Und in der That, es ist ein grosses Verdienst Zanders, dass er die Maschinenkraft für diese Zwecke benutzt hat, denn die Apparate, welche Erschütterungen, Hackungen hervorbringen, werden den verschiedensten Anforderungen gerecht, da es dem Patienten selbst überlassen bleiben kann, durch einfache Manipulationen, zuweilen nur durch mehr oder weniger festes Gegenlehnen, die Einwirkung der Apparate zu mässigen oder zu verstärken».

Hartelius[1] sagt auch Folgendes: »In Bezug auf die Schüttelung ist zu bemerken, dass sie *kräftig* und anhaltend zu machen ist, um genügenden Einfluss zu üben. Die Ausführung derselben ist ermüdend, weshalb auch schon vor Zeiten Maschinen dazu angewandt worden sind.»

Diese Erschütterungen werden über den ganzen Körper vertheilt und kommen zumeist in folgenden Formen vor:

Fusserschütterung.
Sitzbeinerschütterung.
Achsel- und Schulterblattserschütterung.
Rückenerschütterung.
Lendenerschütterung.
Kreuzbeinerschütterung.
Hüfterschütterung.
Brusterschütterung.
Erschütterung der Magengrube.
» des Colon transversum, des Dünndarmes, des Blinddarmes und Colon descendens.
Seitliche Knieerschütterung und
Kniehöhlenerschütterung.
Hüftnervenerschütterung.
Nackenerschütterung.
Stirnerschütterung.
Schläfen-, Ohren-, Nasen- und Halserschütterung.
Kehlenerschütterung.
Laufende Oberarm-, Oberschenkel-, Knie- och Wadenerschütterung.
Schulterdach- und Armerschütterung und schliesslich Unterarm- und Händeerschütterung.

[1] T. J. Hartelius, Lehrbuch der schwedischen Heilgymnastik, Leipzig 1890, Seite 98.

Der Einfluss solcher Erschütterungen auf die Körpertheile ist allerdings noch nicht in seinen genauesten Einzelheiten vollkommen erforscht und gekannt, in allgemeinen Zügen hat indess die Erfahrung eine Menge Indicationen für die Anwendung gelehrt, welche *Zander* in folgende Grundregel zusammenfasst:

Ein in Erschütterung versetzter Gegenstand übt, mit dem weichen Gewebe des Körpers in Berührung gesetzt, eine dehnende, drückende Wirkung in rascher Abwechslung auf dasselbe aus. Hierdurch wird die Circulation in den Capillaren, Lymphgefässen und Saftkanälen befördert, Resorption vermehrt, Infiltration zur Vertheilung gebracht.[1]

Von noch grösserer Bedeutung und besonders lehrreich ist die Beobachtung des Einflusses der Erschütterung auf das Herz und das Circulationsystem und hauptsächlich diese Erscheinungen hat Dr. Hasebroek zum Gegenstande seiner interessanten Untersuchungen gemacht. Er resümirt die Einwirkung dieser Erschütterungen als:

I. Abnahme der Pulsfrequenz.
II. Vasomotorische Erhöhung der Arterienspannung.
III. Erhöhung des Tonus der Herzmuskulatur(?).
IV. Blutdrucksteigerung.

Einen Umstand möchten wir hier noch hervorheben, zumal unseres Wissens bisher noch Niemand auf diesen Punkt hingewiesen, und da wir durch ihn einen kräftigen empirischen Beleg für den Nutzen der gymnastischen Behandlung bei Herzkrankheiten gewinnen. Von der Zeit her, da Verfasser Dieses Assistenzarzt bei Dr. *Zander* gewesen, sowie aus meiner späteren Praxis erinnere ich mich einer grossen Anzahl von Herzleidenden, welche alle eines schnellen, ja oft plötzlichen Todes infolge der Herzlähmung starben, aber *niemals* ist ein solcher Todesfall während der Gymnastikbehandlung eingetroffen. Vom Central- und vom orthopädischen Institut liegen ebenfalls keine Notizen über derartige Todesfälle vor, letztere hätten unmöglich verheimlicht werden können zu der Zeit, als Gymnastik und Medicin in bitterer Fehde einander gegenüberstanden, denn es wäre eine gar schneidige Waffe in der Hand des Gegners

---

[1] *Zander*, das. S. 73.

gewesen, hätte man gegen die Gymnastik auch nur *einen* solchen Fall anführen können.

Dies ist aber nicht geschehen und wir unserseits sind vollkommeu überzeugt, dass dies keineswegs ausschliesslich ein Spiel des Zufalls ist, sondern vielmehr seine Erklärung in dem Umstande findet, dass die Herzthätigkeit gelinde stimulirt, während die Function des Herzens doch gleichzeitig durch die gymnastische Bewegung und die methodische Athmung erleichtert wird. Mein Argument kann freilich nicht allzuviel auf der Wagschale der wissenschaftlichen Beweisführung bedeuten, allein als Factum ist es beachtenswerth und als solches verdient es konstatirt zu werden.

Die Kenntniss über die Einwirkung der Erschütterungen auf das Herz wird durch die Untersuchungen des Verfassers (Dr. Hasebroek) erweitert, und wir können daher dieselben dem Studium der gesch. Fachgenossen nicht warm genug anempfehlen. Auch über den Einfluss der Erschütterungen auf die Respiration (auf CO_2 Ausscheidung) führt er mannigfache Untersuchungsergebnisse an, und mit Hinweis auf dieselben giebt er sich der Hoffnung hin, dass diese experimentell gefundenen Thatsachen anregend und fördernd zur Feststellung des wahren Sachverhaltens wirken werden. Aus innerster Ueberzeugung stimmen wir in die Schlussworte des Verfassers ein:

»Ganz besonders heilsam und nutzbringend ist die Anwendung der Erschütterungen in Verbindung mit der übrigen Gymnastik, ohne welche sie *viel zu einseitig* und zu vorübergehend wäre: im Verein mit einer Entlastung des nervösen Kreislaufes und einer Verbesserung der Beschaffenheit des Herzmuskels durch Anregung zu vermehrter Thätigkeit, resp. kompensatorischer Hypertrophie mittelst langsam sich steigernder Anforderungen. Hier bilden die Erschütterungen ein unentbehrliches Hilfsmittel in dem gymnastischen Heilmittelschatz.

Ich kann die Betrachtung über diese therapeutische Wirkung der Erschütterungen, welche eine besondere Errungenschaft der maschinellen gymnastischen Institute sind, nicht abschliessen, ohne mit Bewunderung des Erfinders der Apparate und des Gründers der medico-mechanischen Insitute zu gedenken, und man möge mir vergönnen, den Wunsch auszusprechen, dass noch *viel mehr* Kranken die Heilwirkung derselben zu erproben

Gelegenheit gegeben werden möchte, als wie es bis jetzt geschieht. Wenn es in dieser Beziehung auch nicht mehr so schlimm steht wie vor einigen Jahren, wo Dr. R. Murray in Stockholm, Professor am gymnastischen Centralinstitut, in einem Vortrage sagen musste: »Es ist nur zu beklagen, dass diese Behandlungsmethode der Herzkranken kaum über die Grenzen unseres Landes hinausgegangen ist» — durch die ausserordentlichen und anerkennenswerthen Bestrebungen von Heiligenthal und Nebel[1] ist dies für Deutschland wenigstens nicht mehr richtig — so bleibt trotzdem noch zu beklagen, dass eine grosse Anzahl von Ärzten sich ablehnend gegenüber der Zander'schen Methode und der Heilgymnastik im Allgemeinen verhält, und dass durch die noch immer bestehende Fehde[2] zwischen *manueller* und *mechanischer* Heilgymnastik nur gar zu oft das Kind mit dem Bade ausgeschüttet, und der Sache auf beiden Seiten nicht wenig geschadet wird, nur zum Nachtheil der Lehre von der Heilgymnastik überhaupt.»

V. Die Wirkungsart der mechanischen Heilgymnastik.

Es liegt in der Natur der Sache, dass die Gymnastik als Kurmethode in manchen Fällen langsam wirkt; nicht immer kann sie schnelle Heilwirkungen hervorrufen. Dieselbe Ansicht finden wir auch in einem Jahresbericht des gymn.-orthopädischen Instituts in Mannheim:[3] »Wir haben es stets mit chronischen Affektionen und Dispositionen zu thun, und wir kämpfen gegen dieselben bei den Bewegungskuren keineswegs mit fremd-

[1] Auch Dr. G. Schütz in Berlin und einige andere geschätzte Collegen haben mit grosser Energie und gutem Erfolge dahin gearbeitet, unserer Methode auch in Deutschland gerechte Anerkennung zu verschaffen und wirken immer noch in diesem Sinne unermüdlich fort.

[2] Wir können nicht behaupten, dass bei uns in Schweden eine solche Fehde existirt, sie gehört der Vergangenheit an. Als schlagenden Beweis hierfür dürfen wir anführen, dass Dr. Zander im vorigen Jahre zum Ehrenmitgliede des Vereins der schwedisch-norwegischen Gymnastiklehrer gewählt wurde.

[3] Friedmann und Heuch, daselbst Seite 11.

B9

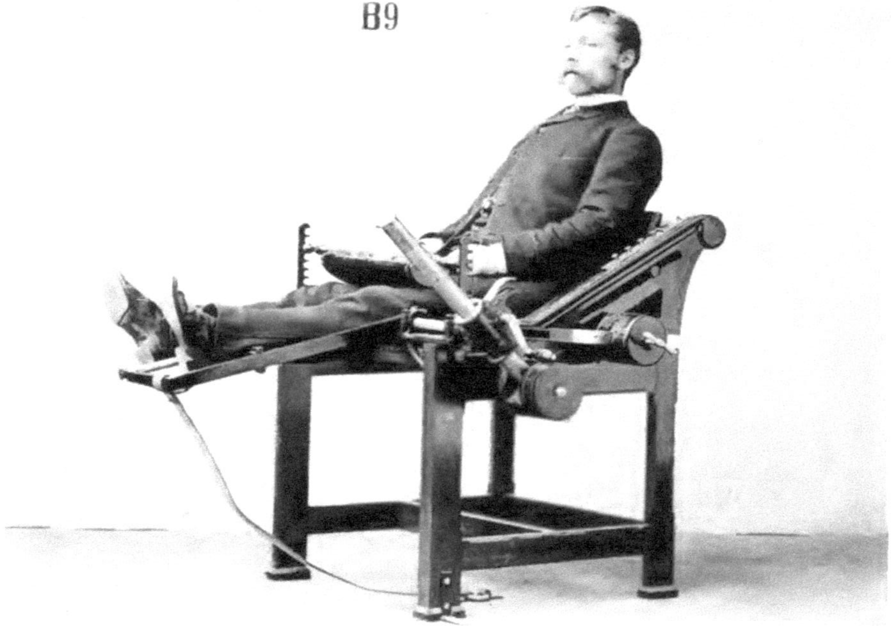

artigen, stark eingreifenden, die krankhaften Veränderungen oder die Krankheitserreger direkt zerstörenden Mitteln, sondern nur durch Beförderung und Anregung der dem Organismus selbst gegebenen Kräfte zur Beseitigung abnormer Zustände, also gewissermassen: im Wege einer diätetischen Kur. Dazu bedarf es fast immer, wie die Kur auch heissen möge, einer beträchtlichen, eines nach Monaten zu rechnenden Zeitraumes.»

Es dürfte daher angezeigt sein, nachdrücklich zu betonen, dass eine besonders schnelle Veränderung im Krankheitszustande bei unserer Kur nicht zu erwarten ist; denn grade in diesem Punkte geben sich unsere Patienten Illusionen hin, welche zuweilen verhängnissvoll für die Zukunft werden können, da der Erfolg einer heilgymnastischen Kur im grossen Ganzen in direktem Verhältnisse zu dem Grade der Ausdauer, mit welcher sie betrieben wird, steht.

VI. Die diätetische Gymnastik nach der Zander'schen Methode.

Allmählich ist das Publikum zu der Erkenntniss gelangt, dass die gymnastische Behandlung bei einer Menge von Krankheitsfällen heilsam ist, und in eben dem Masse, wie die Gymnastik die Anerkennung ihrer Existenzberechtigung sich hat schwer erkämpfen müssen, ebenso kam man erst nach und nach zur Einsicht, dass auch der Gesunde gymnastisiren muss, um die allgemeine Gesundheit zu erhalten. Diese allgemeine Gesundheit, welche in der Energie, mit welcher der lebende Organismus gegen äussere schädliche Einflüsse reagirt, ihren Ausdruck findet, oder auch in der Vollkommenheit, womit die übrigen Organe zusammenwirken, um die Gefahren abzuwenden, welche für den ganzen Organismus dadurch entstanden, dass die Thätigkeit eines Organs zufällig überanstrengt und unterdrückt wurde, diese Gesundheit macht, je grösser sie ist, den Menschen desto unabhängiger von den mannigfachen, sowohl äusseren wie inneren Einflüssen, welche seine geistige und körperliche Thätigkeit beschränken. Sie gestattet ihm vielmehr, zuweilen Proben glücklich zu bestehen, denen eine weniger kräftige Natur unterliegen würde. Durch langwierige oder wiederholte Krankheiten wird diese wohlthuende Rückwirkung der Natur gegen das Übel immermehr vermindert, und im nämlichen Verhältniss die Wiederherstellung der Gesundheit erschwert.

Die allgemein stärkende und alle Lebensthätigkeit befördernde Wirkung, welche systematische Körperübungen in hohem Grade besitzen, ist daher von grosser Wichtigkeit bei der Behandlung chronischer Leiden und während der Reconvalescenz nach acuten Krankheiten. Aber nicht nur durch Krankheiten wird die Lebenskraft untergraben; unvernünftige Lebensgewohnheiten, Unmässigkeit, Mangel an Licht, Luft und Körperbewegung, besonders während einseitiger Überanstrengung der Geisteskräfte — alles das zehrt an der Lebenskraft und macht die Jugend zum Greisenalter, den ursprünglich lebenskräftigen, gesunden Körper zum Tummelplatz für allerlei Schwächen und Gebrechen. Die Aufgabe der diätetischen Gymnastik ist es, mit ihren Hilfsmitteln diesem Elend vorzubeugen, soweit es auf mangelhafter oder einseitiger Körperbewegung beruht. Die grosse Mehrzahl einer städtischen Bevölkerung bereitet sich durch ihre Beschäftigung nur eine unzureichende, oder höchst einseitige und deswegen oft schädliche Körperbewegung. Für alle diese Personen ist die diätetische Gymnastik eine wirkliche und unbedingte Nothwendigkeit, die Jeder, der sich nur ein wenig die Bedeutung der Muskeln zum Bewusstsein bringt, einsehen muss.[1]

In der That giebt es ja auch nur äusserst wenige Menschen, deren Beruf eine vielseitige Körperbewegung und tägliche Muskelübungen bedingt; ihre Anzahl ist verschwindend klein im Vergleich mit der grossen Menge, welche ihr ganzes Leben hindurch die nöthigen körperlichen Bewegungen in methodischer Form entbehrt, während diese doch zur Erhaltung der Gesundheit und Arbeitskraft durchaus nothwendig sind. Die Behauptung, dass man keiner Gymnastik bedarf, weil man gesund ist, erscheint ebenso thöricht, als wenn man sich auf eine weite Reise begäbe, ohne Proviant mitzunehmen, weil man bei der Abreise keinen Hunger verspürt. In der Regel kümmern wir uns nicht um andere Bedürfnisse als die, welche uns unmittelbar für unsere

[1] Zander, daselbst Seite 19.

Nachlässigkeit durch Schmerzen und Leiden bestrafen, oder auch solche, deren Befriedigung uns Genuss bereitet. Regelmässige, vielseitige Körperbewegung ist aber ebenfalls ein Bedürfniss, dessen Befriedigung uns durch das Gefühl des Wohlbefindens, durch Lebenslust, durch gefestigte körperliche und geistige Kraft belohnt, und dessen Vernachlässigung in uns das Gefühl der Schwäche und der Mattigkeit, der Verstimmung und eine lange Reihe kleinerer und grösserer Beschwerden und Leiden hervorruft, die unser Leben verbittern, unsere Willenskraft schwächen und unser Vermögen zu arbeten nnd zu geniessen vielfach beschränken. Freilich tritt das Bedürfniss nach Körperbewegung nicht so streng und dringend auf, wie so viele andere Bedürfnisse, oder mit anderen Worten: ein Mensch mit guter Gesundheit kann eine gewisse Zeit die Körperbewegungen versäumen, ohne dass die obengenannten Übel sich fühlbar machen, und dieser Umstand bietet der Bequemlichkeit und Gleichgiltigkeit einen willkommenen Vorwand; man fühlt sich nicht krank, wozu da die unnütze Mühe? So schrumpft man als Mensch immer mehr zusammen, obgleich vielleicht der Körper dem Anscheine nach strotzt und das beste Wohlbefinden bekundet; wir sagen: dem Anscheine nach, denn wir Menschen haben doch einen starken, geübten, thatkräftigen Körper nöthig, der den Impulsen des Willens als gehorsames Werkzeug dient, dessen zähe Widerstandskraft der Krankheit und den mannigfaltigen Widerwärtigkeiten des Lebens siegreich die Spitze bieten kann.»

Betrachten wir doch die grosse Schaar der Beamten, Lehrer, Gelehrten und Kaufleute, welche eine sitzende Lebensweise führen und sich grösstentheils mit geistiger Arbeit befassen, und die das Bedürfniss nach einer allseitigen Körperbewegung entweder nicht erkennen, oder aus irgend einem Grunde nicht befriedigen. Und mit einer solchen Überlastung der Gehirnthätigkeit steht noch dazu oft eine üppige und verweichlichende Lebensweise in Verbindung. In den meisten Fällen ist's ja so: man arbeitet bis spät in die Nacht hinein, steht spät am Morgen auf, darauf folgt 6—7 Stunden angestrengte Arbeit im Bureau oder am Komptoirpult in engen oder wenig ventilirten Lokalen; während der sog. Wintersaison kommen noch Dinés und Soupers, Spielpartien mit obligatem Cigarrenrauch etc. hinzu, wo bleibt da die Zeit für die nöthige Ruhe, den erforderlichen

Schlaf übrig? Auf die Dauer kann es der stärkste Organismus damit nicht aushalten und die misshandelte Natur rächt sich gewöhnlich schwer. Zeigen sich dann die üblen Folgen, so sucht man die begangenen Fehler dadurch zu verbessern, indem man eine halbe Stunde morgens und abends zum Spazierengehen bestimmt, um die Gesundheit wieder zu stärken. Gehen, Reiten und Fahren sind in gewissem Sinne zwar Gymnastik, aber *methodisch* ist solche Bewegung nicht. denn das Mass der Anstrengung ist wohl fixirbar, aber nicht wie viel Kraft der Körper dabei entwickeln soll, oder wie viel Kraft auf letzteren ausgeübt werden muss. Beim Gehen z. B. ist die Stärke der Bewegung nicht allein davon abhängig, wie lange, wie schnell und auf welchem Boden ich gehe, sondern auch wie schwer mein Körper ist, der von den Beinen getragen werden soll. Und es steht keineswegs fest, ob die Stärke meiner Beinmuskeln sich in vollkommener Harmonie zu meinem Körpergewichte befindet. Eine ganze Menge ähnlicher, ganz unberechenbarer Faktoren machen sich auch beim Reiten und Fahren geltend.

Diese Arten von Bewegungen sind freilich viel besser als gar keine, aber ihre Wirkungen werden im Allgemeinen weit überschätzt; beim Gehen z. B. kommen nur einige Muskeln in Wirksamkeit und diese unvollständig, da fast nur die Beinmuskeln arbeiten, um auschreiten zu können und den Körper aufrecht zu erhalten. Eine gute Körperbewegung bedingt jedoch vor allem, dass eine genügende Abwechslung zwischen Arbeit und Ruhe eingehalten werde; dieser Anforderung wird aber beim Gehen nicht Rechnung getragen, besonders in Hinsicht auf die Rückenmuskulatur, die in steter Spannung erhalten werden muss, und daher stellen sich bei schwächeren Personen nach längerem Gehen Rückenschmerzen ein. Ferner müssen die Muskeln Gelegenheit haben, sich vollständig zusammenzuziehen und auszudehnen, dies geschieht aber weder beim Gehen, noch bei den anderen Bewegungen des Alltagslebens. Immerhin hat die Bewegung in frischer Luft — der vollständigen Respiration wegen — einen grossen hygieinischen Werth.[1] Da nun in den letzten Jahren der sogenannte »Sport» sehr modern geworden, so müssen wir auch die Bedeutung und den Einfluss desselben hier näher betrachten. Fechtklubs, Reitinstitute, Turnen, Velociped-

[1] Wretlind. Die Bewegungskuren.

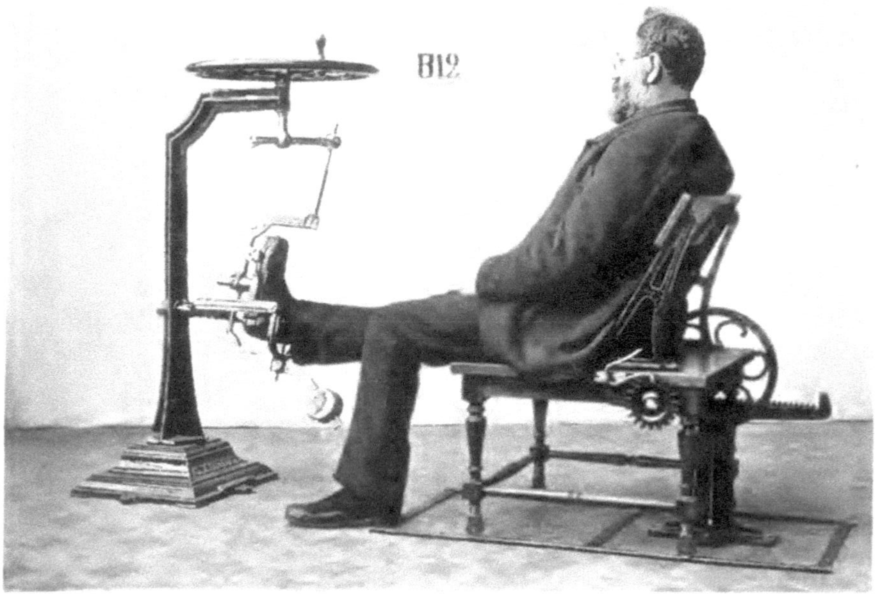
B12

fahren und Schlittschuhlaufen haben ihre warmen Anhänger und enthusiastischen Bewunderer, ja zuweilen wirkliche Phantasten. Diese wollen wir keineswegs von diesen guten Körperbewegungen ablenken, welche für die Erhaltung der Gesundheit nicht zu unterschätzenden Werth haben. Mögen die Freunde des Sports nur immer mehr Proselyten für ihren guten Zweck gewinnen; doch dürfen wir nicht ausser Acht lassen, dass es eine grosse Anzahl gesunder Menschen giebt, die für den sogenannten Sport, mit seinen angenehmen und nützlichen Übungen, nicht geeignet sind; ebenso sind viele dieser Übungen ziemlich einseitig und entwickeln nur gewisse Muskeln, freilich nicht auf Kosten der anderen, aber indem sie den Bedarf der letzteren nicht befriedigen, können sie sich mit der Allseitigkeit der heilgymnastischen Behandlung nicht messen.

Das Turnen, wenigstens die schwedisch-pädagogische Ling'sche Methode, dürfte unserer Behandlung am nächsten kommen. Durch die Mannigfaltigkeit der Stellungen und die ihnen entsprechenden Bewegungen wird durch das Turnen eine allseitige Entwicklung des Organismus angestrebt, allein es liegt in der Natur der Sache, dass diese Übungen nicht derart individualisirt und auch nicht nach dem Bedürfniss des Einzelnen begrenzt werden können, wie bei der heilgymnastischen Behandlung. Die Überwindung einer gradweise sich vermehrenden Widerstandes, hervorgebracht mit Hilfe der Hand oder des künstlichen Apparats, das ist unsere Aufgabe, das Geheimniss unsrer Kunst. Der Widerstand, den der Turner überwindet, wird durch die Körperschwere repräsentirt, aber wie verschieden gestaltet sich dieser bei verschiedenen Personen! Wenn z. B. zwei Männer einen Sprung machen sollen, und der eine 80 Kilo, der andere aber nur 40 Kilo wiegt, so müssen die Beinmuskeln des ersteren eine doppelt so grosse Last in die Luft heben, als die des anderen, während die Muskeln des ersteren vielleicht viel schwächer sind. Da kann ja also der Fall leicht eintreten, dass der estere überanstrengt wird, während der andere nicht genügend Arbeit für seine Muskeln findet. Wir wollen dies keineswegs bis in die kleinsten Einzelheiten verfolgen, denn es liegt uns ganz fern, dem nützlichen Sport auch nur einen einzigen Anhänger zu rauben. Wir Heilgymnasten haben wahrlich genug zu thun mit den grossen Altersklassen, welche sich eben nicht zur Ausübung des Sports eignen. Mit dem 40. oder 50. Lebensjahre werden ja doch die Glieder des Körpers allmählich steif und widerstehen den Sportbewegungen, dann muss unsere vorsichtige, allseitige, dem Individuum angepasste Bewegungsgymnastik gewiss willkommen sein. Allerdings giebt es ja auch Personen, die durch den Sport ihren Körper trainirt haben, diesen möge es gegönnt sein, ihren Sport fortzusetzen, so lange ihre Kräfte es gestatten; früher oder später kommt doch der Zeitpunkt, da die Last der Jahre sich fühlbar macht, und da das Bedürfniss nach Bewegung immer noch vorhanden ist, dürfen sich die Veteranen des Sports dann getrost unsern heilgymnastischen Instituten anvertrauen.

Zuweilen hört man auch gegen die Gymnastik als diätetisches Mittel den Einwand erheben: »Wozu sollen wir denn diese künstlichen Mittel benutzen, die unsre Vorfahren weder gekannt noch angewandt haben?« Diese Frage ist leicht zu beantworten, und wir thun es auch, um der Gleichgiltigkeit und Gemächlichkeit allen Boden zu entziehen. Unsere Zeit ist eine andere als die unsrer Vorfahren, mit ihren kriegerischen Übungen und einfacheren Sitten. Da bildeten die Waffenübungen einen wesentlichen Bestandtheil der Erziehung des Individuums, die Lebensweise hatte noch nichts von den verfeinerten und enervirenden Gewohnheiten des 19. Jahrhunderts, der Kampf um die Existenz war nicht so hart und aufreibend wie in der Neuzeit, die Spekulationslust lag noch in ihrem Windeln, man wollte nicht im Handumdrehen reich werden, sondern erreichte durch Arbeit, Sparsamkeit, kunstfertigen Gewerbsbetrieb nicht selten dieses Ziel.

Wer von uns z. B. hätte Lust, das Holz selbst zu hauen und zu sägen, das wir für unsre Wohnungen brauchen? Eine solche nützliche Gymnastik gehörte aber zu den täglichen Beschäftigungen unserer nordischen Vorfahren.

Betrachten wir jetzt, wie es um das weibliche Geschlecht, vom Standpunkte der diätetischen Gymnastik aus, bestellt ist. Die Verhältnisse liegen hier unzweifelhaft viel schlimmer, denn die Bewegungen des Weibes sind so einseitig, dass wir grade hierin die Ursache der Nervenleiden, von denen in unserer Zeit die Frauen so sehr heimgesucht sind, zu suchen haben. Man tröstet sich damit, dass man im Hause und auch ausser demselben so viel Bewegung habe, man widmet manche Stunde dem Spazierengehen und nun erst die Bewegungen beim Tanzen halbe, ja ganze Nächte hindurch! Wir brauchen nicht noch einmal auszuführen, welchen Werth derartige Bewegungen haben, jeder Kundige wird zugeben, dass grade beim Weibe, bei dem die Nerventhätigkeit im ganzen Wesen die Hauptrolle spielt, die Muskelübungen ganz besonders gepflegt werden sollten. Freilich ist in unseren *schwedischen* Mädchenschulen Gymnastik eingeführt, aber sie hört mit dem 16. oder 17. Lebensjahre auf, und was geschieht dann, um die Gesundheit zu stärken und zu stählen? Jede methodisch ausgeführte Arbeit erscheint oft dem Weibe als langweilig, und daher betrachtet sie die Gymnastik als eine Plackerei, der sie am liebsten aus dem Wege geht. Da nun aber die Nerven beim Weibe viel leichter in Erregung gerathen, als beim Manne, so finden Nervenleiden einen ganz besonders empfänglichen Boden grade beim weiblichen Geschlechte. Diesem Leiden vorzubeugen und entgegenzuwirken giebt es nur das eine Mittel: Durch Entwickelung der Muskeln und Abhärtung des Körpers das Nervensystem zu stärken.

Auch Bäder wirken überaus vortheilhaft ein und sollten stets in Verbindung mit der Gymnastik angewandt werden. Es sei daher die Aufgabe des Arztes, die Notwendigkeit und den Nutzen der Gymnastik eindringlich darzuthun, denn höchst selten kommen die Besucherinnen unserer Institute aus *eignem* Antriebe. Beim ausdauerndem Gymnastisiren überwinden weibliche Personen sehr leicht die Müdigkeit, die sich am Anfange der Bewegungskur einzustellen pflegt; diese Müdigkeit bedeutet keineswegs Überanstrengung der Muskeln, sondern vielmehr, wie früher erwähnt, das Symptom eines Nervenleidens. Es ist nicht zu leugnen, dass früher auch die Arbeit des Weibes im Hause von grösserer Abwechselung und mehr körperlich anstrengend war als heutzutage, zudem waren die Frauen früher kräftiger und ihre Nachkommen daher stärker und widerstandsfähiger. Der Zeitverlust von einer Stunde täglich, den man so hoch anschlägt, wenn sie der für Körper und Geist so heilsamen Gymnastik gewidmet ist, könnte wahrlich so leicht durch das Unterlassen mancher unnützen Beschäftigung eingespart werden.

Wir können es uns nicht versagen, über dieses Thema auch eine Autorität wie Zander zu citiren: »Nicht starker Muskeln bedarf das Weib; vielmehr sind das Nervensystem und die Organe für die vegetativen Funktionen bei demselben von überwiegender Bedeutung. Da aber Muskelübungen *wirksame, durch nichts zu ersetzende Mittel* sind, um die Nerven und übrigen Organe in einem gesunden und lebenskräftigen Zustande zu erhalten, so sollten dieselben wohl für Mann und Weib gleich nothwendig sein. Ja, dieselben haben für das Weib ein besonderes Gewicht als Präservativ gegen verschiedene Unterleibsleiden.»

VII. Die Entwickelungsgymnastik nach der Zander'schen Methode.

Bei uns in Schweden, dem Lande, das man mit vollem Rechte als das »gelobte Land der Schulgymnastik» bezeichnen kann, findet oft ein reger Meinungsaustausch statt, ob bei einigen Kindern die Schul-, oder Heilgymnastik angebracht sei. Bezüglich einer bestimmten Classe solcher Kinder äussert sich Zander in einem seiner Programme wie folgt: »Die unnatürlich einseitige Geistesanstrengung, welche man heutzutage von den Kindern fordert, muss unbedingt das Nervensystem überreizen und legt den Grund zu dem charakterischen Übel unserer Zeit: der Neurasthenie. Das Nervensystem wird durch Überanstrengung, die Muskeln durch Mangel an köperlichen Übungen geschwächt, die leibliche Entwickelung wird gehemmt. Die Knaben werden schwach, kränklich und nervös, desgleichen die Mädchen, zumeist noch in höherem Grade und oft auch schief. Jeder Sachkundige wird zugeben, dass es bei einem solchen mehr oder weniger abnormen Körperzustande die wichtigste Aufgabe der Gymnastik nicht sein kann, die Fertigkeit, welche die gewöhnliche Schulgymnastik bietet, wie Springen, Klettern, Armbewegungen u. dergl. beizubringen, sondern vielmehr durch vorsichtige, gradweise fortschreitende, das ganze Muskelsystem umfassende Übungen dasselbe zu stärken, das gestörte Gleichgewicht im Organismus wiederherzustellen, die Entwickelung in ihre normalen Bahnen zu lenken und auf diese Weise die Überreizung des Nervensystems abzuleiten. Das kann einzig und allein durch die Heilgymnastik bewerkstelligt werden.

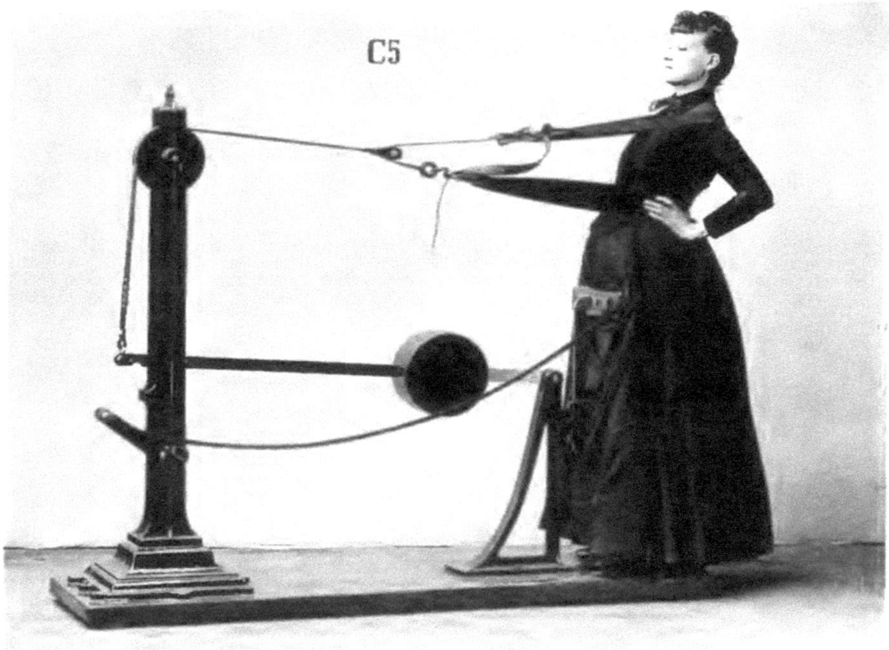
C5

Und ist es ihr gelungen, ihr Ziel zu erreichen, hat sich die Lebenskraft wieder emporgerafft und zeugt die ganze Ökonomie des Körpers von Fülle anstatt des früheren Mangels, dann mag die Schulgymnastik gern an die Jugend Hand anlegen und den Kindern so viele Fertigkeiten und so viel Gewalt über den Körper beibringen, als ihnen möglich und nützlich ist.»

Die Berechtigung solcher — etwas scharfer — Äusserungen wird uns erst klar, wenn wir bedenken, dass bei uns die Schulgymnastik in allen Knabenschulen obligatorisch ist, und dass ein Dispens von derselben nur auf Grund eines Zeugnisses des Schul- oder Hausarztes ertheilt wird. Da nun die verschiedenen Ärzte sehr verschiedener Ansicht über die der Dispensation zu Grunde liegenden Krankheiten sind, so erklärt z. B. der eine ein Kind untauglich zur Schulgymnastik, während der andere es für geeignet findet, unterbreitete ich, um hierüber ein einheitliches Verfahren zu erzielen, dem »Schwedischen Gymnastikverein» i. J. 1887 folgendes Diskussionsthema: »Welche Krankheiten bedingen Dispens von der obligatorischen Schulgymnastik, und wie soll man mit den dispensirten Kindern verfahren?» Es wurde ein Komitee, bestehend aus 3 Schulgymnasten und 3 Ärzten, ernannt, deren Referat der am 10. December desselb. Jahres stattgefundenen »Allgemeinen Diskussionsversammlung» zur Berathung vorgelegt wurde. Man einigte sich dahin, dass Kinder, mit folgenden Krankheiten behaftet, Dispens erhalten sollen: Ohrenaffektionen, begleitet von Schwindel und Erbrechen; Fallsucht; Chorea; organischer Herzfehler; *Herzerweiterung*; Herzklopfen (Tachycardie); chronische Lungenleiden und Luftröhrenkatarrh; Blinddarmsentzündung; Albumiurie, Hüftgelenkentzündung und Buckel.[1] Bei der weitaus grössten Zahl dieser Krankheiten verordnete man heilgymnastische Behandlung als Ersatz für die Turnübungen in der Schule. Nur auf Grund eines Zeugnisses, dass der betreffende Schüler oder die Schülerin heilgymnastische Behandlung geniesse, könnte ein Dispens von der obligatorischen Schulgymnastik ertheilt werden. So steht es allerdings auf dem Papiere, in Wirklichkeit aber bleibt nach wie vor eine grosse Anzahl Kinder, welche für die Schulgymna-

[1] Auch bei der Skoliosis gab man der Heilgymnastik den Vorzug vor dem Turnen; da indess nicht überall Gelegenheit zu solcher Behandlung vorhanden ist, konnte sie nicht den dispensirenden Krankheiten angereiht werden.

stik als ungeeignet befunden wurden, ganz ohne Bewegungskur. In der genannten Diskussionsversammlung betonte man von vielen Seiten die Nothwendigkeit, eine sogenannte Krankenabtheilung mit einer speciell für dieselbe passenden Bewegungskur einzurichten, denn auf diese Weise könnte doch auch eine Anzahl Kinder unbemittelter Eltern auf Kosten des Staates ihre Entwickelungsgymnastik erhalten, und dies wäre um so mehr geboten, da die kleineren Städte überhaupt kein heilgymnastisches Institut besitzen. Allein die Einrichtung einer solchen Abtheilung erfordert eine grössere Anzahl geeigneter Lehrkräfte, eine höhere Besoldung des Gymnastiklehrers — und bis heute stehen wir noch in diesem Punkte auf dem status quo. Sind die Eltern solcher schwächlicher oder kränklicher Kinder pekuniär gut situirt, dann zögern wir keinen Augenblick, sie eindringlich zu ermahnen, ihre Kinder ein heilgymnastisches Institut, wo ein solches vorhanden ist, besuchen zu lassen. Wahrscheinlich liegen in Deutschland die Verhältnisse grade so wie bei uns, die Kinder, welche aus irgend einem Grunde vom Turnen befreit sind, bleiben ganz ohne Bewegungskur und grade während des Lebensabschnittes, der für die Entwickelung des Körpers von weitgehendster Bedeutung ist. Viele Jahre hindurch ertheilten wir einigen unbemittelten Knaben und Mädchen aus der Volksschule gratis Gymnastik in unserm Institut, wir ersuchten den Schularzt jedes Mal, uns vorzugsweise die schwächlichsten Kinder zu schicken, und die mit denselben gewonnenen Resultate waren stets in hohem Grade erfreulich. Auch Herr Dr. Zander hat im Laufe der Jahre reiche Erfahrungen nach dieser Richtung hin gesammelt.

Faktisch können viele Eltern ihren Kindern eine solche Kur angedeihen lassen, aber aus *Gleichgiltigkeit* oder anderen ähnlichen Gründen kommen sie nicht dazu, und dass wir Gymnasten zur Durchführung unserer Ideen einer kräftigen Stütze seitens unsrer praktizirenden Collegen bedürfen, ist ebenfalls ein Faktum. Könnten wir uns bei unsern Bestrebungen der energischen Mitwirkung unsrer Fachgenossen erfreuen, dann wäre wahrlich viel gewonnen. Jetzt glaubt man genug gethan zu haben, wenn man die Schuljugend im Sommer auf einige Wochen an die See, ins Gebirge oder in irgend eine Sommerfrische schickt, und obleich wir natürlich keine Gegner eines solchen Verfahrens sind, müssen wir doch betonen, dass diese kurze Erholungszeit, so wohlthuend sie auch sein mag, die Resultate einer mehrmonatlichen Gymnastikkur in unsern Instituten nicht erreichen kann, während oft die angewandten Kosten den Preis einer Gymnastikkur den ganzen Winter hindurch weit übersteigen.

VIII. Die Anwendung der mechan. Heilgymnastik bei krankhaften Affectionen.

Betrachten wir nun in Folgendem die Eigenschaft der Gymnastik als vielfach bewährtes *Heilmittel*, oder wenigstens als kräftiges *Hilfsmittel* bei der Hebung oder Linderung vieler Krankheitserscheinungen. Bevor wir jedoch auf die verschiedenen Krankheiten und die bei denselben erfolgreiche Kur der Heilgymnastik näher eingehen, citiren wir als Einleitung das von tiefer Fachkenntniss zeugende Urtheil eines deutschen Collegen:[1] »Den Kurplan im Allgemeinen anlangend, müssen wir namentlich bei der Betonung der Nothwendigkeit einer gewissen Dauer verweilen, denn wir haben es in den meisten Fällen mit chronischen Affektionen und krankhaften Dispositionen zu thun. Unter einer krankhaften Disposition verstehen wir die Neigung des Organismus, in gewisse krankhafte Zustände, wie z. B. übertriebener Fettansatz, nervöse Überreizung u. dergl. zu verfallen. Sie besteht in der Regel längere Zeit fort, auch wenn die abnormen Symptome selbst geschwunden sind. Hier wäre es ein unbilliges Verlangen, von einer Bewegungskur gleich einen dauernden Erfolg zu erwarten. Solche Personen müssen vielmehr offenbar, auch wenn sie sich bereits wohl fühlen, auf lange hinaus die ihrer Disposition entgegenwirkenden Kuren gebrauchen; es kann freilich, wenn die Individuen widerstandsfähiger geworden sind, öfter etwa an Stelle der Heilgymnastik eine andere, einfachere Bewegungsform treten: Reiten, Turnen, irgend eine Sportübung u. dergl. Sonst müssen sie in ange-

[1] Erster Jahresbericht des Gymn. Orthopäd. Instituts in Mannheim Seite 11—14.

messenen Zwischenpausen, wenn und soweit irgend von einer Genesung die Rede sein soll oder kann, den Besuch der Institute jeweils für einige Monate wieder aufnehmen. Diese Thatsachen sind aber weder dem Publikum, noch auch einem Theile der Ärzte hinreichend geläufig. Es ist uns begegnet, dass bei einem seit über 12 Jahren fast ohne Unterbrechung bestehenden, auf hochgradiger Blutarmuth beruhenden habituellen Kopfschmerz, einem überhaupt bekanntlich äusserst hartnäckigen Übel, schon in 14 Tagen ein die Aussichten der Kur entscheidender Erfolg beansprucht wurde, während da erst nach Monaten eine deutliche Wirkung hätte hervortreten können. Man hat in ähnlicher Weise binnen einem Monat die *Beseitigung* jahrelang bestehender, hartnäckiger Stuhlverhaltung zu erreichen verlangt.

In der Regel wird ein Zeitraum von *2 Monaten* das Mindeste sein, wobei von einem wirklichen, nennenswerthen Erfolge gesprochen werden kann; andre Fälle werden noch bedeutend mehr gebrauchen, und es ist wichtig, dass darüber von vornherein Klarheit bei den Patienten und den Hausärzten herrscht. Auch die Anschauungen über die Tragweite der erreichbaren Resultate mögen gleich auf das richtige Mass zurückgeführt werden. Sie sind an und für sich nicht gering anzuschlagen; es giebt Zustände von grosser Bedeutsamkeit, wo die schwedische Gymnastik entschieden *mehr fördert, als wohl jede andere Behandlungsform*, und ich möchte mich da als Beispiel auf das Fettherz und die beginnenden Rückgratsverkrümmungen berufen. Subjectiv für das Fühlen des Patienten und objectiv für den untersuchenden Arzt sind die Ergebnisse da oft überraschend durchgreifend. Auch in den andern Fällen, die sich überhaupt für die Kur eignen, sind die Wirkungen deutlich, oft sogar im Verhältniss zu der milden und schonenden Form des Verfahrens *éclatant*. Speciell werden einzelne Symptome, etwa nervöse Magenbeschwerden, Schwindel, Blutstauungen und dergl. oft ziemlich rasch zum Verschwinden gebracht, freilich keineswegs in der rapiden Weise, wie etwa eine kräftige Calomel-Dosis die Wassersucht bei Herzkranken wie mit einem Schlage von der Bildfläche vertreibt. Aber es liegt eben überhaupt in der Natur der Mehrzahl der zur Behandlung kommenden Affektionen, dass sie — wie vorhin schon ausgeführt — nicht kurzer Hand aus der Welt geschafft werden können; wenigstens nicht mit den

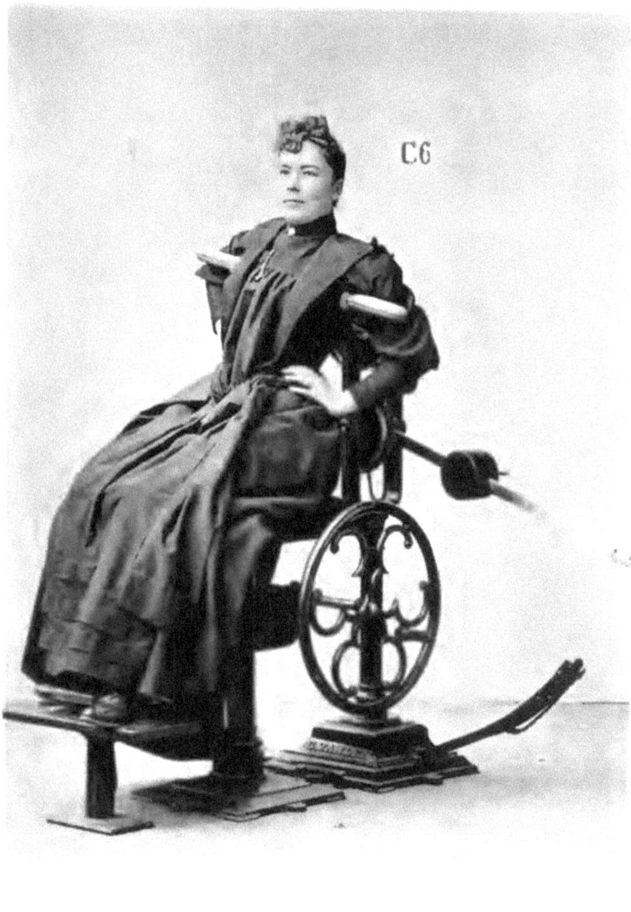
C6

Mitteln, die uns jetzt zu Gebote stehen. Wir hätten oft genug mit Autorisirung der Patienten, die sich »beschwerdefrei und wie neugeboren fühlten» den stolzeren Titel der Heilung aufgreifen können, doch war es eben ersichtlich, dass wir hier nicht vor einem Definitivum standen, dass »Rückfall» früher oder später wieder eintreten würde und wir haben solche naturgemäss schon jetzt öfter erlebt.

Wie gesagt, die Bewegungskur steht in dieser Beziehung nicht schlimmer da, als jede andere Behandlungsmethode bei den gleichen Krankheitszuständen.

Wir haben schon oben flüchtig notirt, bei welchen krankhaften Zuständen die Bewegungskur besondere Vortheile und Aussichten bieten kann, das sind *erstens* abnorme Zustände des Bewegungsapparates, sodann *zweitens* funktionelle Krankheiten des Nervensystems; *drittens* Circulations- und Herzerkrankungen, *viertens* Störungen der Ernährung und des Stoffwechsels, *fünftens* chronische Darmträgheit, Obstipation. Auf anderen Gebieten krankhafter Störungen dürfte die Gymnastik nur ausnahmsweise im Vordergrund der Behandlungsnormen zu stehen haben, wenngleich die Erhöhung des Stoffumsatzes, die körperliche Muskelübung schliesslich beinahe in jedem Falle chronischer, die Kräfte bedrohender Erkrankung von Nutzen sein wird.»

So weit unser geschätzter Herr College; wir möchten nur noch kräftiger das Faktum hervorheben, dass ein nicht geringer Theil unsrer Berufsgenossen die Bedeutung der Heilgymnastik nicht erkennen will und daher oft die mit dieser Kur verbundenen Kosten als ziemlich unnöthig oder gar als ganz überflüssig bezeichnet. Aber das Publikum will heutzutage darüber belehrt werden, was wir Ärzte für das leibliche Wohl des Patienten zu unternehmen gedenken, und es hat glücklicherweise für die allgemeinen Hilfsmittel, wie Luft, Bad, Bewegungskur mehr Sinn und Empfänglichkeit, als für die Droguen der Apotheke. Daher rekrutiren sich unsre Patienten zumeist aus solchen Personen, welche sich instinktiv oder im Gefühl für das Richtige an ihren Arzt wenden und sich bei ihm die Erlaubniss erbitten, eine Bewegungskur zu versuchen; nur wenige werden vom Arzte direkt auf dieselbe hingewiesen.

Unserm Versprechen gemäss halten wir jetzt eine kleine Revue über die verschiedenen Krankheitsgruppen, welche sich gewöhnlich unsrer Behandlung darbieten, und werden wir nur die sogenannten Gymnastikkrankheiten mehr detaillirt erörtern, d. h. solche, wo die Heilgymnastik als ein mehr oder weniger wirkliches *Specificum* betrachtet werden kann.

a) Herzkrankheiten.

Zu diesen gehören in erster Reihe die krankhaften Affectionen des Herzens und des Gefässsystems, und grade hier gilt es für uns, den Kampf gegen die stärksten Vorurtheile seitens der medicinischen Kreise aufzunehmen. Die Behauptung, dass die gymnastische Bewegung bei diesen Leiden auf die gleiche Stufe mit Digitalis, Strophantus und andern bewährten Herzmitteln gestellt zu werden verdient, erscheint ihnen unbegreiflich, sie halten unsere Behandlungsweise auf Selbsttäuschung beruhend und glauben, dass wir den Patienten eine gewisse Hoffnung und Zuversicht auf Besserung, welche wir keineswegs zu schaffen vermögen, vorspiegeln wollen. In Wirklichkeit verhält es sich aber so: kein schwedischer Arzt hält sich zu der Behauptung berechtigt, dass ein organischer Herzfehler *geheilt* werden könne, aber wohl können wir durch die Ordination der systematischen Bewegungskur einen nicht unbedeutenden Theil der schmerzhaften Symptome, wie Asthma, Herzklopfen, Unruhe lindern und entfernen, und faktisch sind wir im Stande, auf Jahre hinaus den tödtlichen Ausgang aufzuhalten. Diese Meinung theilt mit uns Herr Dr. Nebel, indem er äussert: »In Schweden hat seit Anfang unseres Jahrhunderts die nicht von ärztlicher Seite, sondern von dem genialen P. H. Ling und seinen Schülern zuerst erkannte und vertretene Thatsache, dass Störungen des Blutkreislaufes als Hauptursache der Krankheitserscheinungen bei Herzleiden, weil auf mechanische Momente zurückführbar, auch mit mechanischen Mitteln zu verbessern seien, zur erfolgreichen Behandlung Herzkranker mittelst Gymnastik geführt. Wenn man nun erfährt, dass diese Behandlung seit mehr als 30 Jahren in Skandinavien[1] auch von ärztlicher Seite als praktisch bewährt und rationell immer allgemeiner geübt resp. empfohlen worden ist, dass

[1] Hier meint der Verfasser unter »Skandinavien« wohl ausschliesslich Schweden, denn in unsern Nachbarstaaten Norwegen und Dänemark hat die gymnastische Behandlung nicht einmal annähernd solche Fortschritte gemacht.

Herzkranke ein grosses Contingent der Besucher in den heilgymnastischen Instituten stellen und dass hervorragende schwedische Ärzte hierüber geschrieben haben (z. B. H. Sätherberg, W. Wretlind, G. Zander, T. Hartelius, R. Murray u. A.), so muss man wahrlich staunen, dass diese Behandlungsmethode in den Arbeiten unserer Autoren über Herzkrankheiten bis vor Kurzem keine Erwähnung gefunden hat, dass sie dem grossen ärztlichen Publikum durchaus unbekannt bleiben konnte. Prof. Leyden war nächst Dr. Heiligenthal der erste deutsche Autor, welcher den Verdiensten der Schweden um die mechanische Behandlung der Kreislaufstörungen einigermassen Gerechtigkeit widerfahren liess».

Noch prägnanter charakterisirt Dr. Zander die Bedeutung der gymnastischen Bewegung bei Herzleiden, und wir führen daher mit Vorliebe seine eignen Worte an:[1] Bei Herzleiden besteht die der Gymnastik gestellte Aufgabe darin, die Arbeit des Herzens zu erleichtern und die Thätigkeit desselben zu erhöhen oder zu vermindern. Die Mittel, durch welche dieses Ziel gewonnen wird, sind in erster Reihe: gelinde Zusammenziehungen der willkürlichen Muskeln. Durch die Muskelarbeit mittelst schwacher, nur langsam zu steigernder activer Bewegungen ruft die hier gesetzte funktionelle Reizung einen verstärkten Blutzufluss zu den in Thätigkeit befindlichen Organen hervor, während der mechanische Effekt der Contraction die Circulation in den Kapillargefässen und Venen beschleunigen muss. Infolge dessen nimmt der Blutdruck in den grösseren Arterien ab und hierdurch vermindert sich der Widerstand, den das Herz zu überwinden hat. Dies übt einen beruhigenden Einfluss auf das Herz aus, sofern nämlich die Muskelthätigkeit derart schwach war, dass keine stärkere Reaktion von Seiten der Herzthätigkeit veranlasst wird.

Sind die Zusammenziehungen des Herzens schwach und unvollständig, so werden sie infolge des verminderten Blutdruckes vollständiger und dies wirkt naturgemäss vortheilhaft auf die Circulation und Nutrition des Herzens selbst ein. Auf diese Weise erreicht man die Besserung und Stärkung der Herzmuskulatur, welche ja bei gewissen Krankheitserscheinungen des Herzens, z. B. bei Fettdegeneration erzielt werden soll. Unter so be-

[1] Nord. med. Archiv. Band IV. S. 11.

wandten Umständen kann die gelinde Verstärkung der Herzthätigkeit, das Resultat vorsichtiger, activer Bewegungen, nicht anders als dem genannten Zwecke förderlich sein. Der circulationsbefördernde Effect der activen Bewegungen wird natürlich in demselben Verhältniss sich steigern, als diese vielseitiger und abwechselnder, d. h. je mehr Circulationsgebiete unter deren Einfluss gestellt werden. Diese Theorie steht also nicht im Einklang mit jener — wie es scheint — ziemlich verbreiteten Ansicht, dass man bei Herzleiden sich nur auf Anwendung von Bewegungen der Beine beschränken muss. Der peripherische Blutumlauf wird ferner befördert und die Herzthätigkeit erleichtert theils durch Bewegungen, welche — wie Streichungen und Knetungen — wiederholte Zusammenziehungen und Ausleerungen der äusserlich belegenen Kapillargefässe und Venen bewirken, theils durch Hackungen und Erschütterungen[1], welche eine Zusammenziehung und Entleerung der kleineren Arterien zu Wege bringen, da gerade diese Bewegungen eine Verstärkung der Arbeit, welche die Elasticität der Arterien auszuführen hat, bezwecken; endlich auch durch Bewegungen, welche ein vollständigeres, tieferes Athmen bewirken.»

Das sind also, in kurzen Zügen dargestellt, die Fundamentalgesetze, auf welchen unsere Theorien beruhen und welche von Forschern auf diesem Gebiete immer weiter entwickelt werden. Die Gymnastik bewerkstelligt eine gleichmässigere Vertheilung des Blutes, indem sie den Blutüberfluss in den venösen Gefässgebieten vermindert und in die arteriellen Gefässe hinüberleitet, ohne jedoch gleichzeitig den Blutdruck zu erhöhen. Die Herzthätigkeit wird erleichtert, indem der Blutdruck im Aortasystem sinkt, was wiederum durch die Beförderung des peripheren Blutumlaufs mittels passiver Bewegungen oder mechanischer Einwirkungen erreicht wird. Die Muskelgefässe erweitern sich auf reflektorischem Wege durch die aktiven Bewegungen. Die Herzmuskulatur wird gestärkt, ihre Ernährung bessert sich und äussert sich darin, dass eine vorhandene Dilatation sich vermindert und dadurch, dass eine kompensatorische Hypertrophie eintritt. Die Hauptsache bei der Behandlung der Herzkranken liegt also — nach Zander — in folgenden drei Kardinalpunkten: erstens, in der *Beförderung des Blutumlaufs* in den

[1] Siehe unser Kapitel: Erschütterung.

peripheren Theilen, denn die Gefässerweiterung in diesen peripheren Gefässgebieten muss unbedingt die Arbeit des geschwächten Herzens erleichtern, indem der Widerstand in diesen mehr entfernt liegenden Theilen reducirt wird. Der stärkere *Blutconsum* im arbeitenden Muskel lässt gleichsam eine Saugwirkung zu Stande kommen, welche ein Sinken des Blutdruckes in den grossen Arterien zur Folge haben muss. Das Herz hat dadurch einen geringeren Widerstand zu bekämpfen und zu überwinden und muss eo ipso, um einer noch grösseren Verminderung des Blutdruckes vorzubeugen, sich kräftiger kontrahiren. Diese Verminderung des Widerstandes übt faktisch einen beruhigenden[1] Einfluss auf das Herz aus, wie auch durch den schwächeren Blutdruck eine vollständigere und kräftigere Contraction der Herzenmuskulatur ermöglicht und bewirkt wird. Das kräftigere und tiefere Athmen bietet ebenfalls ein vorzügliches Hilfsmittel bei der Behandlung dieser Krankheiten, hauptsächlich durch die eingreifenden Verändrungen, welche von einer gründlicheren Lufterneuerung in den Lungenalveolen bedingt sind und deren Einwirkungen auf die Circulationsverhältnisse innerhalb des Brustkorbes und der Venen.

Wir müssen auch mit einigen Worten einer Kurmethode Erwähnung thun, welche sich gewissermassen unserer schwedischen Behandlungsmethode der Herzleiden konkurrirend gegenüberstellt, nämlich die sogenannte *Oertel'sche Terrainkur*. Da Oertel behauptet, dass diese Kur eine allgemeine und keine specielle Therapie der Kreislaufsstörungen ist, ein diätetisch mechanisches Verfahren, welches keineswegs der Anwendung unserer gebräuchlichen Arzneimittel, wo sie wirklich indicirt sind, entgegentritt, so wollen wir mit Nebel alles dies auch für unsere Behandlungsmethode in Anspruch nehmen. »Die schwedische und die Zander'sche Methode», sagt Nebel (S. 196) »ist ohne Frage schonender, leichter ausführbar und billiger, auch für viele Kranke rathsamer, als das Bergsteigen».

---

[1] Dr. Zander erklärt diesen beruhigenden Einfluss folgendermassen: Wir haben immer bei der Behandlung der Herzkrankheiten entweder eine zu starke, oder eine zu schwache Herzaction zu berücksichtigen. Im ersten Falle wirkt die Herabsetzung des Blutdruckes beruhigend, in dem letzteren Falle ermöglicht sie vollständigere und kräftigere Herzcontractionen, was dagegen mit einer Stimulirung der Herzaction gleichbedeutend ist.

Die Terrainkur kann nicht beruhigend auf die Herzthätigkeit einwirken, aber wohl zu stark stimulirend, und darin liegt zuweilen eine grosse Gefahr für manche Herzkranke. Wir schwedische Gymnasten, wir wissen aus Erfahrung, dass die Herren Ärzte nicht ohne Bedenken und mit einer gewissen Ängstlichkeit uns ihre Herzpatienten zur Behandlung übergeben, und daher haben wir es nie begreifen können, wie obengenannte recht gefährliche Kur so allgemein in Aufnahme kommen konnte. Diese Gefahr ist freilich nicht so gross, wenn eine solche Terrainkur von einem umsichtigen Arzte geleitet und überwacht wird, nachdem er in jedem einzelnen Falle genau die Natur des Übels untersucht hat. Allein diese Methode ist zur Modesache geworden und wird von einem Jeden ohne Überlegung und ohne die nöthige Kontrolle betrieben und — last but not least — meistens auch ohne die geringste Vorsicht. Wohl erkennen wir Örtel's Verdienst an, indem er durch die sogenannte *Trockenkur* (Entwässerung) die hydrämischen Zustände zu bekämpfen uns gelehrt hat, aber wir haben doch unsere Bedenken bezüglich seiner Terrainkur. Zander äussert hierüber: »Das Bergsteigen dürfte meines Erachtens eine anwendbare Nachbehandlung sein, *nachdem* die Heilgymnastik bei den Patienten eine derartige Verbesserung hervorgerufen, dass er sich ohne Gefahr den Anstrengungen dieses recht kräftigen Sports aussetzen kann«. Hiermit übereinstimmend äussert sich Hofrath Dr. Heiligenthal wie folgt:[1] »Zur Zeit sind die Controversen unter den Anhängern der verschiedenen Methoden über mechanische Behandlung von Herzkrankheiten noch ungelöst. Die Anhänger der manuellen Gymnastik sowie die Anhänger der Zander'schen Gymnastik verfechten ihre Methoden, und die Anhänger der Örtel'schen Tarrainkur thun das Gleiche für ihre Sache. Die Wahrheit wird auch hier in der Mitte[2] liegen: jede Methode hat ihre Vorzüge und

---

[1] Mittheilung aus dem Grossherzogl. Friedrichsbade in Baden-Baden. Karlsruhe 1889, S. 9.

[2] Wir können nicht umhin, bei dieser Gelegenheit zu erwähnen, wie Zander, als wir uns mit ihm über dieses Thema unterhielten, sich äusserte: »Mir scheint diese Auffassung eigenthümlich. Die eine Methode (Gymnastik) kann in *allen* Fällen angewandt werden und hat sich als *völlig ungefährlich* erwiesen, die andere (Terrainkur) kann in *vielen* Fällen gar nicht angewandt werden und hat sich mehrmals als *gefährlich* erwiesen; die Wahrheit, bezüglich des Vorzuges der beiden Methoden, liegt nun — nach Heiligenthal — weder auf der einen, noch auf der anderen Seite, sondern

glücklichen Erfolge. Eine richtige Individualisirung wird aber jeder zu ihrem Rechte verhelfen, wie andrerseits eine zweckmässige Combination beider Behandlungsweisen nothwendig werden wird, um gute Resultate zu erzielen. Wer indessen Herzkranke mit Zander'scher Heilgymnastik und Örtel'schen Terrainkuren zu behandeln Gelegenheit hat (und wir sind des Öfteren in der Lage, diese Methoden sowohl einzeln als auch mit einander zur Anwendung zu bringen) der wird der *ersteren* gewiss den Vorzug zusprechen müssen, dass für sie die Indicationen zur Behandlung Herzkranker in viel weitere Grenzen gestellt werden können, als für die Terrainkuren. Patienten für welche Terrainkuren nicht mehr erlaubt sind, können sehr oft ohne Bedenken mit Vortheil noch die Zander'schen Maschinen benutzen. Ja, sie werden *durch letztere nicht selten wieder* in den Stand gesetzt, die unbestrittenen Annehmlichkeiten der Terrainkuren sich verschaffen zu können. Während man der Zander'schen Methode die lange Dauer der Kuren zum Vorwurf macht, muss ihr aber der Vortheil geringerer Gefahr zugesprochen werden. Zander'sche Maschinengymnastik kann zu jeder Jahreszeit gebraucht werden, für Terrainkuren ist die passende Jahreszeit[1] abzuwarten, oder es müssen unter Umständen lange, beschwerliche und kostspielige Reisen nach klimatischen Kurorten unternommen werden. Es kommen zur heilgymnastischen Anstalt des Friedrichbades herzleidende Patienten, welche den Weg von ihrer Wohnung bis zur Anstalt zu Fuss zurückzulegen nicht im Stande sind; solchen Patienten eine Bergsteigekur zu verordnen, möchte wohl sehr gewagt erscheinen. Nach nur wenigen Wochen mechanischer Behandlung durch Heilgymnastik überraschen solche Patienten uns oft mit der Nachricht, dass sie auf eine der nächsten Anhöhen einen Spaziergang ohne Anstrengung und Beschwerden haben machen können». Grossen Nutzen hat die Örtel'sche Kur aber auch insofern geschaffen, dass sie die Aufmerksamkeit der Ärzte auf unsere schwedische Heilgymnastik gerichtet und auf diese Weise zu der Erkenntniss beigetragen

---

in der Mitte, d. h. in einer Methode, bei welcher nur wenige Fälle ausgeschlossen sind und die Gefährlichkeit vermindert, aber doch immer vorhanden ist».

[1] Um diesem Uebel abzuhelfen, hat man in Deutschland eine Art Bergsteigeapparat konstruirt, ein Kuriosum, auf das wir keine Worte verlieren wollen.

hat, dass die heilgymnastische Behandlung unter allen Umständen die angemessenste und beste ist. Die Ärzte und vor Allen die Patienten sollten doch einsehen, dass sie in der Heilgymnastik die sicherste Stütze und den besten Trost finden.»

Eine andere Behandlungsweise bei diesen Herzkrankheiten ist — bei uns wenigstens — sehr beliebt und wird ziemlich viel angewandt, nämlich die Sommerkur in Nauheim oder mit anderen Worten: der Gebrauch der kohlensauern Salzbäder. In allen unsern schwedischen Kurorten werden jetzt solche artificielle Bäder benutzt. In meiner Eigenschaft als Badearzt habe ich letztere viele Jahre hindurch genau geprüft und schätze sie als unterstützende Kur sehr hoch, aber ich wende sie stets in Verbindung mit der gymnastischen Behandlung an. Eine Art dieser Behandlung ist auch in Nauheim von dem bekannten, jetzt verstorbenen Dr. Schott angewandt worden, aber sie soll nach Berichten schwedischer Ärzte sehr primitiv und mangelhaft sein.

Die Kuranstalten des Auslandes, die während der Sommermonate von tausenden Patienten besucht werden, sollten zu deren Nutz und Frommen ordentliche gymnastische Institute einrichten, und wir sind vollkommen überzeugt, dass die durch letztere zu erzielenden Resultate die Kosten, die mit der Errichtung einer solchen Anstalt verbunden sind, reichlich decken werden. Den Herren Collegen, die etwa noch Bedenken tragen, ob die heilgymnastische Behandlung mit der Brunnenkur in den Bädern sich verträgt, können wir schwediche Badeärzte aus unserer reichen Erfahrung im Laufe vieler Decennien nur Günstiges mittheilen. Die männlichen Patienten benutzen gewöhnlich des morgens während der Pausen des Brunnentrinkens heilgymnastische Behandlung; die weiblichen Badegäste wenden dieselbe in gewissen Stunden des Vormittags ohne das geringste Unbehagen an, trotz der sehr kräftigen Badeformen, die bei uns gebräuchlich sind, wie z. B. Moor-Massagebad, starke Quellwasserkuren u. s. w. So ist die Erkentniss der Heilsamkeit der Gymnastik in das Volksbewusstsein übergegangen, und Niemand hegt irgend ein Bedenken dagegen. Den einen oder andern alten *Gymnastikkunden*, der 7—8 Monate des Jahres seine Muskeln übt, können wir wohl zuweilen dispensiren, aber niemals den Herzkranken oder das scoliotische Mädchen. Bemerkenswerth sind auch in dieser Beziehung die Berichte des Hofraths Dr. Heiligenthal in Baden-

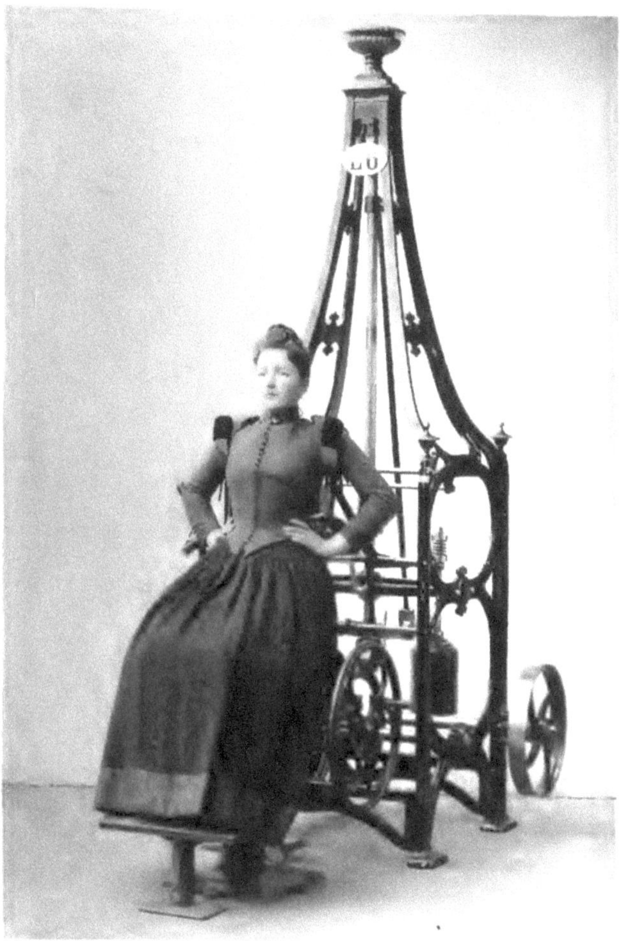

Baden; er sagt: »Im Jahre 1884 wurde am 18. Juni die *Abtheilung für mechanische Heilgymnastik* eröffnet mit circa 20 Apparaten, und schon nach Verlauf von 2 Jahren musste die Abtheilung bedeutend erweitert werden, so dass sie jetzt 73 gymnastiche Apparate enthält. Entsprechend dieser Erweiterung ist die Frequenz gestiegen. Im Eröffnungsjahr 1884 hatten wir 115 Abonnenten dieser besonderen Abtheilung des Friedrichbades; im Jahre 1885 deren 269 und im Jahre 1887 = 633. Diese ganz ungewöhnlich schnelle Zunahme des Besuches der Anstalt wird am sprechendsten die Brauchbarkeit dieser neuen Heilmethode beleuchten, sowie die nun folgende Zusammenstellung der dort behandelten Krankheitsfälle am besten die Vielseitigkeit ihrer Verwendbarkeit darthut.»

Sowohl Heiligenthal, als Nebel, Hasebroek u. A. theilen in ihren Jahresberichten und Werken eine Menge Fälle äusserst intensiver Herzfehler mit, die sie behandelt, und wir verweisen auf diese Arbeiten alle diejenigen, welche sich dafür speciell interessiren.

Die schwedische Heilgymnastik beschränkt sich keineswegs auf die Erkrankungen der Muskulatur des Herzens, welche auf Mangel an Bewegung und Unmässigkeit im Essen und Trinken zurückzuführen sind, sondern die mechanische Behandlung kann sehr dreist auch bei Klappenfehlern und bei Herzmuskelerkrankungen, welche durch Überanstrengung entstanden sind, angewandt werden. Nebel citirt (Seite 204) Zander's Ansichten mit Bezug auf die Arten der Herzkrankheiten, die er behandelt, folgendermassen: »Er (Zander) empfiehlt die Gymnastik bei sämmtlichen Klappenfehlern des Herzens resp. deren Folgezustände, bei idiopathischer Hypertrophie und Dilatation (Ueberanstrengung) des Herzens, Myocarditis chronica, Fettherz, Neurosen des Herzens, Angina pectoris (Stenocardie), nervösem Herzklopfen, Arteriosclerosis. Er bezeichnet die Behandlung, wenn dieselbe anhaltend gebraucht wurde, als durchaus günstig. Heilung glaubt er nur bei Fällen von einfacher Hypertrophie und bei beginnender fettiger Entartung der Herzmuskulatur erzielen zu können; er hält es aber mit Recht für einen dankenswerthen Erfolg, wenn Kranke, deren einmal entwickelte Herzfehler nicht mehr zu beseitigen sind, Linderung von belästigen-

1
Hr E. Ekström
16/11 87.

2
Hr E. Ekström
16/11 87.

3
Hr E. Ekström
19/11 87.

4
Hr E. Ekström
5/2 88.

5
Hr E. Ekström
10/2 88.

6
Hr E. Ekström
22/10 88.

7
Hr E. Ekström
1/11 88.

8
Hr E. Ekström
15/11 88.

9
Hr E. Ekström
15/2 89.

10
Hr E. Ekström
1/3 89.

11
Hr E. Ekström
15/3 89.

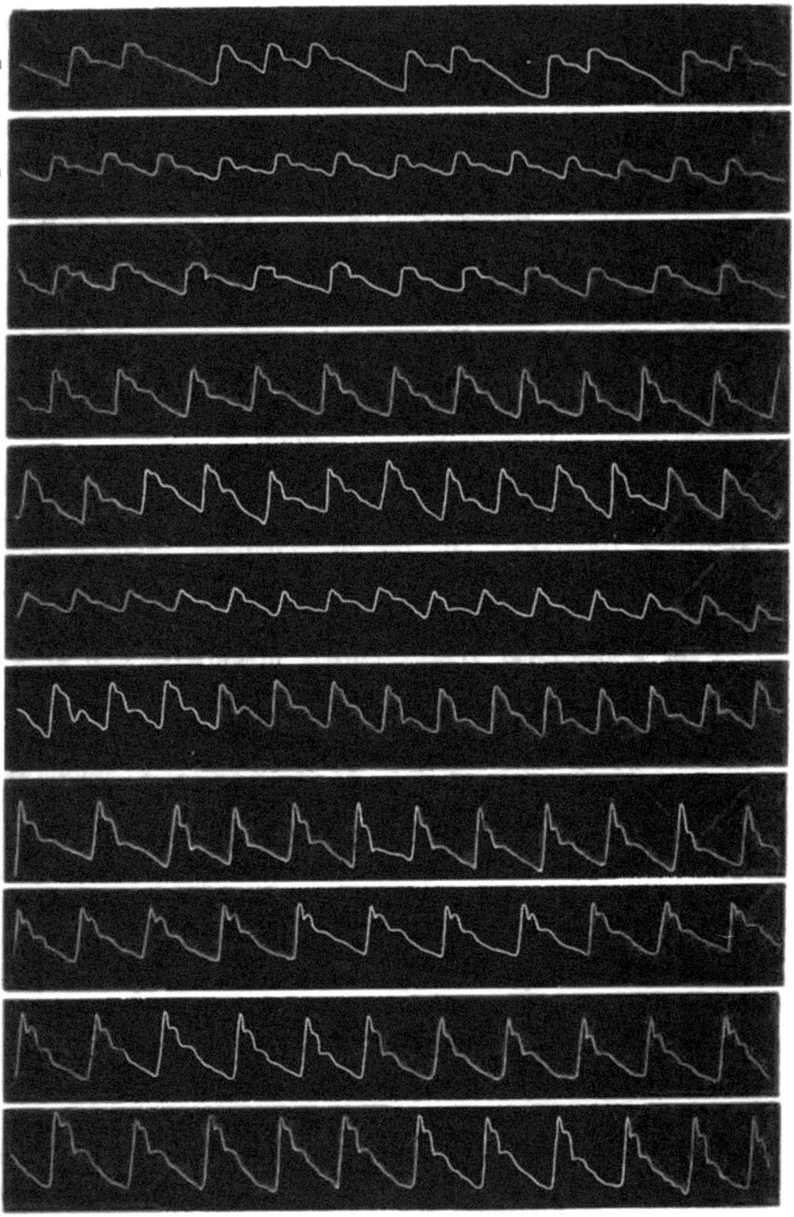

[1] vor der ersten Gymnastikübung.
[2] nach der ersten Gymnastikübung.
Die späteren Abdrücke sind zu verschiedenen Zeiten während der Übungen genommen worden.
[3] Während des Sommers 1888 hatte der Patient keine Gymnastikübrungen vorgenommen.

den Symptomen finden oder bei einiger Enthaltsamkeit in ihren Lebensgewohnheiten und Vorsicht in Bezug auf Anstrengungen dahin gelangen, keinerlei Beschwerden von Seiten ihres Herzfehlers mehr zu empfinden».

Für diejenigen unserer geschätzten Leser, die vielleicht wähnen, dass wir als Lobredner unserer Methode zu weit gehen, wollen wir schliesslich aus unsrer ziemlich grossen Sammlung von Herzcurven, mit Dudgeon's Sphygmograph (Pulsmesser) gezeichnet, ein paar Abdrücke hier mittheilen, welche zur Genüge die grosse Bedeutung unserer Behandlung, wenigstens in vorliegendem Falle, darthun dürften.

b) Nervenkrankheiten.

Dass eine grosse Anzahl Nervenkranker verschiedener Art unsere Institute aufsuchen, ist ganz natürlich, und bei einem grossen Theile dieser Leiden spielt unzweifelhaft die heilgymnastische Behandlung eine gar bedeutende Rolle, auch wenn ihr hierbei dieselbe hohe Bedeutung nicht beigemessen werden kann, wie bei der Behandlung der Herzkranken. Auf die Gefahr hin, dass wir vom pathologisch anatomischen Standpunkte unser Material in unrichtiger Reihenfolge aufstellen, beginnen wir doch mit der Art der Nervenleiden, die sich uns bei der täglichen Behandlung am häufigsten darbietet. Wir meinen die *Neurastenie* und die mit derselben verwandten *Hysterie*. Als Einleitung führen wir aus Nebel's Arbeit Folgendes an: »*Nervöse* und *Hysterische* können, wie mir Dr. Zander versichert hat und ich selbst Gelegenheit hatte zu erfahren, von Bewegungskuren Vortheil haben, vorausgesetzt, dass das Übel nicht zu weit gediehen ist, dass wir mit der nöthigen Vorsicht und Geduld zu Werke gehen, und dass es uns gelingt, die oft sehr schwierigen Kranken bei guter Laune zu erhalten. Freilich, je mehr die Neurose das Gebiet der Psychose streift, desto schwieriger und aussichtsloser dürfte die Behandlung in unseren und in offenen Heilanstalten überhaupt sein.»

Wir haben bereits, als wir die Bedeutung der Heilgymnastik als diätetisches Mittel erörterten, einen grossen Theil der

Ursachen berührt, welche mit der Neurastenie und auch theilweise mit der Hysterie in Beziehung stehen.

Dr. Hasebroek hat in einer kleinen, vortrefflichen Broschüre, betitelt: »Über die Nervosität und den Mangel an körperlicher Bewegung in der Grossstadt, Hamburg 1891» die eigentlichen Ursachen dieser schweren Geissel der Neuzeit geschildert. Er sagt an einer Stelle: »In dieser ins Grosse gehenden Verwendbarkeit der mechanischen Heilgymnastik liegt die Berechtigung, dieser Methode eine hygieinische Bedeutung für die Grossstadt beizulegen, indem dieselbe ausgedehnte Gelegenheit bietet, in systematischer und medicinisch richtiger Weise für eine zum körperlichen und geistigen Wohlbefinden äusserst wichtigen Factor zu sorgen: für Körperbewegung und Körperarbeit. Seit der Gründung der medico-mechanischen Institute, setzt der Autor fort, haben eine ganze Anzahl von Patienten gegen nervöse Zustände hier Hilfe gesucht und gefunden; die Nervösen liefern ein ausserordentlich grosses Contingent für die mechanische Behandlung und gehören zu den dankbarsten Patienten. Am besten beweisen wohl die stehenden Redensarten solcher Leidenden, dass sie *»ganz andere Menschen geworden»*, oder dass sie *»wie neugeboren seien»*, von welchem Erfolge der Besuch des Institutes begleitet gewesen ist. Die Kategorie der Nervösen ist es auch, die dem medico-mechanischen Institut wohl die meisten Stammbesucher liefert, welche mit staunenswerther Regelmässigkeit tagtäglich ihr Pensum »körperliche Arbeit» zu leisten ein inneres Bedürfniss haben, welche mit Lust und Liebe die Übungen absolviren, und sich durch dieselben wappnen zum täglichen Widerstand gegen die Angriffe, die durch eine anstrengende geschäftliche und geistige Thätigkeit im Kampf ums Dasein auf Geist und Gemüth erfolgen.»

Dr. Heiligenthal in Baden-Baden lenkt die Aufmerksamkeit besonders auf die Formen, welche mit ausgeprägtem Hang zur Melancholie complicirt waren und unter ausserordentlichem Erfolg zur Kur kamen; ebenso Dr. Friedmann im Mannheimer Institut, welcher äussert: »Mit wenigen Ausnahmen waren die Erfolge bei diesen Patienten sehr gut, sie gehören entschieden zu den dankbarsten Objecten der Bewegungskur.» Dr. Nebel scheint in seinen Hoffnungen bei der Behandlung dieser Krankheiten weniger sanguinisch zu sein, als die vorgenannten Herren.

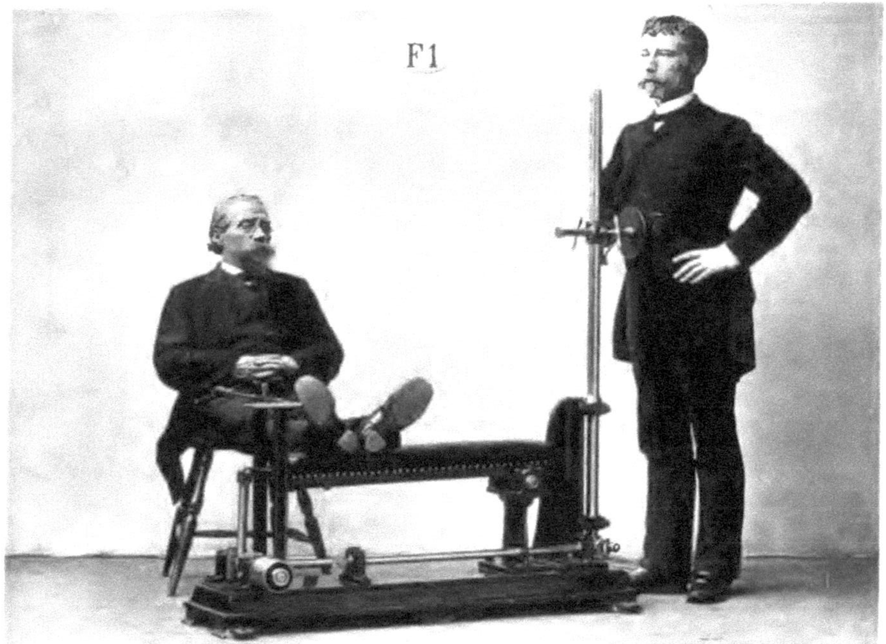
F1

Auch er weiss allerdings die Bedeutung der heilgymnastischen Behandlung zu schätzen und sagt (Seite 106): »Allmählich kommen aber mehr hierher passende, und nicht gar zu übertriebene Erwartungen hegende Besucher, Patienten, welche an sich empfunden haben, wie vortheilhaft *regelmässig* und *planmässig* genommene Körperbewegungen auf das Allgemeinbefinden und damit auch auf die Beseitigung des einen oder andern Schwächezustandes einzuwirken vermögen.» Und an anderer Stelle bemerkt er über diese Patienten: »Ein Theil derselben sprach sich sehr dankbar aus. Viele sind enthusiastische Verehrer des Zander'schen Verfahrens geworden, weil dasselbe sie *zu andern Menschen gemacht habe*». Unsere eigene Erfahrung hat während einer langen Reihe von Jahren das Obengesagte bestätigt, aber wir dürfen nicht verschweigen, dass die Behandlung recht oft an der gefährlichen Klippe — der fehlenden Ausdauer seitens der Gymnastisirenden — scheiterte. Diesen Übelstand können wir nicht oft und scharf genug hervorheben, denn durch ihn misslingen gar oft unsere eifrigsten Bemühungen, viel öfter, als durch die Unzulänglichkeit unserer Hilfsmittel. Bei der Neurastenie befremdet uns dieser Umstand um so weniger, als ja grade Mangel an Ausdauer und Energie diese Krankheit kennzeichnet, und diese Schlaffheit des Willens hindert den Patienten oft, seine Kur bis zu Ende fortzusetzen und veranlasst ihn, unaufhörlich neue Kurmethoden und neue Behandlungsmittel zu versuchen. Der Hausarzt sollte mehr, als gewöhnlich geschieht, auf Seiten der Gymnastik stehen und derselben eine kräftige Stütze bieten, indem er den Patienten zu überzeugen suche, wie grade in einer gewissenhaften Anwendung der vorliegenden Methode die Rettung des Kranken liege und nicht in dem planlosen Umherflattern von einer Kurmethode zur andern. Wie grosse Überredungskunst ist doch unserseits erforderlich, den Patienten abzuhalten, dass er nicht bei dem ersten schwachen, trügerischen Anzeichen einer zufälligen Besserung die Behandlung aufgebe, oder — wenn er nach wenigen Monaten vom Unmuth befallen wird und nach seiner falschen Auffassung sich einbildet, dass die ersehnte Besserung doch niemals eintreten werde.

Das erste Symptom, auf das wir mit unserer Behandlung einzuwirken pflegen, ist die *Schlaflosigkeit*. In allen den Fällen, wo dieselbe nicht allzu lange hat überhandnehmen können, giebt es unzweifelhaft kein besseres Mittel als die Heilgymnastik, welche mehr als jede andere Behandlung im Stande sein dürfte, den Gebrauch der narkotischen Mittel zu beschränken. Aber leider, gewöhnlich erst nachdem letztere lange und oft vergeblich angewandt worden, vertraut sich der Patient unserer Behandlung an. Diese wirkt dadurch ein, dass sie den Blutumlauf verbessert, die Assimilation der verzehrten Speisen erleichtert und auf diese Weise sowohl die körperliche wie auch geistige Widerstandskraft erhöht. Letzteres bedeutet bei der irritativen Form der Neurastenie eine Abnahme der allgemeinen Reizbarkeit, bei der depressorischen Form eine Erhöhung der Körperelasticität, des ganzen turgor vitae. Allein das kann nicht ohne eine lange Behandlungszeit erreicht werden, besonders, da oft viele der prädisponirenden Ursachen weiter bestehen und wir gegen dieselben machtlos sind, weil sie in der Beschäftigung des Patienten, in seiner Lebensstellung oder auch in seinen Familienverhältnissen liegen. Wird nur der Behandlung die gebührende Zeit gewährt, so hat man später nicht nöthig, die gewohnte Beschäftigung ganz und gar aufzugeben; man braucht vielleicht nur die Arbeit etwas gleichmässiger zu vertheilen und die diätetischen Vorschriften besser zu beobachten. Für einen grossen Theil der Patienten ist dieser Punkt von nicht zu unterschätzendem Gewicht, denn es giebt ja nicht Viele, die so glücklich situirt sind, sich jeder Arbeit, jeder Sorge um die täglichen Bedürfnisse entschlagen zu können, um ausschliesslich der Erhaltung ihrer Gesundheit zu leben. Wie gesagt, auf diesem Gebiete sind der Gymnastik glänzende Triumphe vorbehalten, und sie erringt dieselben, wenn dem Patienten ein berathender Hausarzt zur Seite steht, der unsern Anordnungen im Interesse des Patienten Geltung verschafft, oder wenn wir Patienten behandeln, die derart intellectuell begabt sind, dass sie selbst den Nutzen einsehen, der ihnen daraus erwächst, wenn sie die Kur mit Energie zu Ende führen.

Ein anderes Symptom, das die Neurastenie oftmals im Gefolge hat, ist der Kopfschmerz und Kopfdruck; ebenso oft freilich kann der Kopfschmerz von einem Gehirn- oder Magenleiden herrühren; zuweilen folgt er als treuer Begleiter der Chlorose oder Anämie, manchmal wiederum sind die Infiltrationen der Nackenmuskeln die Ursache, letztere überhaupt eine der am meisten vorkommenden Ursachen des Kopfschmerzes. In vielen derartigen Fällen wird die Heilgymnastik mit grossem Vortheil in Verbindung mit Massage und Electricität angewendet. Bei Infiltrationen in den Nackenmuskeln ist es durchaus geboten, Massagebehandlung immer vor oder gleichzeitig mit der Gymnastik eintreten zu lassen. Die Hauptsache ist, dass man stets bei Kopfschmerz die Nacken- und Schläfenmuskeln untersucht und sein besonderes Augenmerk auf die Trigeminuszweige richtet.

Hinsichtlich der übrigen Neurosen dürfen wir uns kürzer fassen.

Bei der *Epilepsie* z. B. könnten die Gymnastik und besonders die ableitenden Bewegungen sicherlich segensreich einwirken, allein es ist faktisch schwer, fast unmöglich, dergleichen Patienten in unsern Instituten zu behandeln, denn wer bürgt dafür, dass nicht die Anfälle während des Gymnastisirens eintreten, und ein einziger solcher Anfall würde allgemeine Aufregung bei den andern anwesenden Patienten hervorrufen, und für dieselben peinlich und nachtheilig sein. Solche Kranke sollten am besten ihre Bewegungen bei sich im Hause nehmen, u. z. durch manuelle Behandlung.

Dagegen bewährt sich die Heilgymnastik glänzend bei Bekämpfung der *Chorea*. Dr. Nebel citirt Zander's Urtheil hierüber: »Er (Zander) bezeichnet die Behandlung der Chorea mit Bewegungen als sehr dankbar, und führe ausnahmslos in längstens 3 Monaten zur Genesung, indem sie den Organismus nicht, wie viele Arnzeimittel, angreife, sondern kräftiger und widerstandsfähiger mache, daher am besten vor Recidiven schütze. Als Aufgabe der Behandlung betrachtet Zander Verbesserung der Muskelinnervation durch Anwendung regelmässiger, vielseitiger (*keineswegs specifischer*) Bewegungen, die er nicht stark, aber oft vermehren lässt und so zu verordnen pflegt, dass die Anregung und Thätigkeit auf möglichst viele Innervationsbezirke vertheilt wird.»

Wir gehen nun zu den eigentlichen Nervenkrankheiten über. Eine grosse Anzahl von Neuralgien werden in unsren Instituten behandelt und oft mit recht gutem Erfolg, besonders da, wo wir palpable Veränderungen antreffen, welche gewöhnlich von den sogenannten rheumatischen Myiten herrühren. Durch den Druck der geschwollenen Muskelmasse auf die Nervenstämme oder durch die Fortpflanzung der Entzündung auf die Nervenscheide, kann die Thätigkeit der Nerven Veränderungen erleiden. Unsere Untersuchung bezweckt, diese Veränderungen aufzufinden und dann mittels Massage und gymnastischer Bewegungen diese Veränderungen in den Muskeln oder in den Nerven selbst zu entfernen. Da spielt die Zander'sche Erschütterungsbewegung eine sehr grosse Rolle, und da man ihre Zweckdienlichkeit eingesehen, wurden verschiedene Apparate dafür erfunden. wie z. B. Granvilles Percutör und Liedbäcks sog. Vibrator[1]; doch ist die Bedeutung dieser vereinzelten Bewegungsformen nicht so gross, wenn sie nicht mit einer allgemeinen Behandlung verbunden werden, welch letztere eine lokale Behandlung keineswegs ausschliessen will und darf.

Was *Lähmungen* betrifft, so sind auch sie Gegenstand der gymnastischen Behandlung. Um hierbei das vorgesteckte Ziel zu erreichen, bedarf es einer ausserordentlichen Geduld, einer unerschütterlichen Energie und gewissermassen einer besonderen Disposition zu einer solchen Arbeit. Die dem praktischen Arzte zugemessene Zeit ist aber allzu kostbar, als dass er sie auf dergleichen rein mechanische Arbeit verwenden könnte, deren stete Einförmigkeit selbst die grösste Geduld auf eine gar zu harte Probe stellt. Wir sehen uns daher genöthigt, uns nur auf die Überwachung einer solchen Behandlung zu beschränken, indem wir diese Patienten den Händen des Gymnasten übergeben, und wir wählen dann mit Vorliebe weibliche Gehilfen, denn diese besitzen in der Regel eine bewundernswerthe Ausdauer und Energie, und wahrhaft wunderbare Erfolge krönen ihre Bemühungen. Es liegt auf der Hand, das wir viele Patienten dieser Art nicht in den gewöhnlichen Gymnastikstunden unsere Apparate benutzen lassen, weil sie sonst zu störend und hinderlich für die anderen Gymnastisirenden einwirken; sie erfordern ausserdem eine unaufhörliche Überwachung, und manchmal ist

[1] Diese beiden Apparate haben wohl als *lokal* wirkendes Mittel einen Werth, aber sie können weder so *kräftige* Erschütterungen geben, noch so *grosse Partien* des Körpers *gleichzeitig* erschüttern wie die Zander'chen Apparate, wesshalb sie die letzteren natürlich nicht ersetzen können.

F2

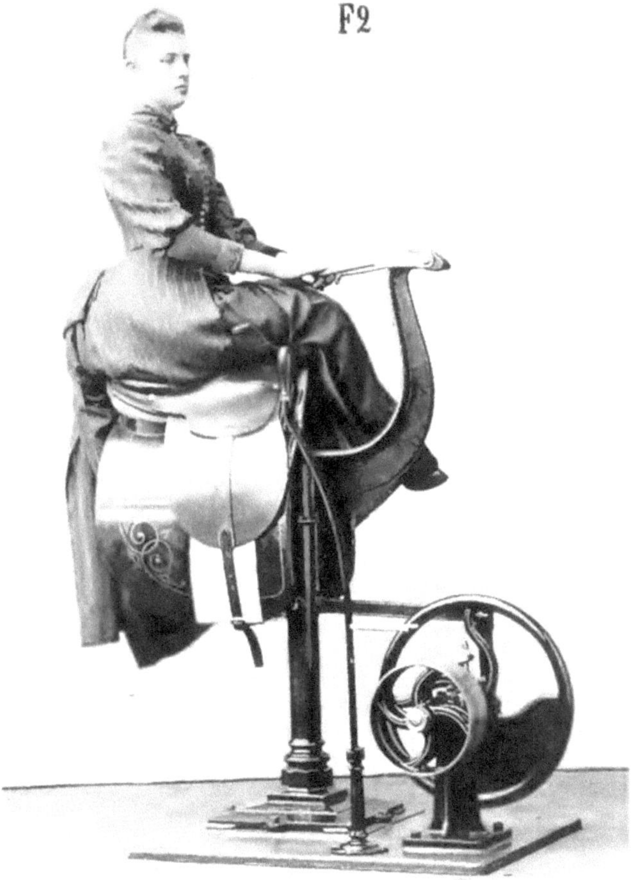

auch das Leiden der Gelähmten derart, dass sie gewisse Apparate, wegen deren eigenartiger Construktion, nicht benutzen können. Diese Patienten sollten demnach in besonderen Stunden behandelt werden, die eigens für sie bestimmt sind; natürlich wird infolge dessen die Gymnastik kostspielig, und darum zieht man es bei uns in Schweden im allgemeinen vor, bei dergleichen Krankheiten meistens die manuelle Behandlung anzuwenden. Immerhin ist in solchen Fällen eine gewisse Findigkeit nothwendig, um zu bestimmen, ob diese oder jene Ausgangsstellung für die betreffende Bewegung angewandt werden soll, oder auch manchmal, um für besondere Fälle eigens für diese berechnete besondere Bewegungen zu erfinden. Man sieht also leicht ein, dass auch hier Intelligenz und Geschicklichkeit, mit Ausdauer und Arbeitskraft gepaart, erforderlich sind.

Wir erwähnten vorhin die »weiblichen» Gymnasten und wollen gleich hinzufügen, dass wir oft Gelegenheit hatten zu beobachten, was ein weiblicher Gymnast bei den infantilen Paresen auszurichten vermag, wo die Behandlung zuweilen eine lange Reihe von Jahren beansprucht.

Der *Schreibkrampf* und andre verwandte Beschäftigungsneurosen bieten nicht minder ein dankbares Feld für die gymn. Behandlung, sofern man es wirklich mit einem peripheren Ursprung des Übels zu thun hat und falls es gelingt, empfindliche Punkte in den Muskeln aufzufinden, welche im Zusammenhange mit fehlerhafter Schreibhaltung stehen, oder wo Gewöhnung, Überanstrengung gewisser Nerven und Muskelpartien zur Erschlaffung oder sonstigen Schädigung gewisser Muskeln geführt haben. Sehr empfehlenswerth ist's, die gymn. Behandlung mit Massage zu combiniren und auch mit sog. Nervendrückung, eine Bewegungsform, die in der manuellen Gymnastik vielfach angewandt wird und in der Hand eines erfahrenen Gymnasten recht viel ausrichten kann.

Jeder Vorsteher eines heilgymnastischen Instituts wird unter seine Patienten auch eine Anzahl solcher aufnehmen müssen, die an Krankheiten *des Rückenmarks* leiden; ein günstiger Erfolg ist auch bei gewissen Arten dieser Leiden zu erreichen. Dr. Nebel (das. Seite 314) zählt auf: Anämie und Hyperämie des Rückenmarks, die Folgezustände von Apoplexia spinalis, Myelit chron. etc.

Was *Tabes dorsalis* betrifft, so ist die gymn. Behandlung Gegenstand starker Meinungsverschiedenheit gewesen, indem viele Ärzte dieselbe befürworten, andere dieselbe verwerfen. Wie gewöhnlich liegt wohl auch hier die Wahrheit in der Mitte zwischen den beiden diametral entgegengesetzten Ansichten. Keinesfalls kann die Heilgymnastik einem Patienten *schädlich* sein, und einen symptomatischen Nutzen wird eine angemessene und vorsichtige Behandlung immer bringen. Ich theile ganz und gar Dr. Nebel's Ansicht, da er sagt: »Symptomatische Erleichterung, vorübergehende Besserung wird man wohl durch die Bewegungskur ebenso gut als durch Elektro-Hydrotherapie und Bäderbesuch bewirken können.» Wer die anatomischen Verhältnisse dieser Krankheit kennt, wird eine *restitutio ad integrum* nicht für möglich halten, sei es, dass man die Kjellgren'sche Nervenvibration, oder irgend eine andre Methode anwendet. Berichte über eingetretene Besserungen verlauten oft, besonders von Direktor Kjellgren und seinen Schülern; für den Eingeweihten liegt die Erklärung sehr nahe, wenn man bedenkt, dass diese Krankheit nicht selten ohne die geringste Behandlung einen Stillestand, manchmal sogar eine *scheinbare* Verbesserung zeigt, aber das Resultat bleibt immer dasselbe.

Jedenfalls hat die Heilgymnastik hierbei ebenso gute Erfolge aufzuweisen, wie alle andern üblichen Behandlungsmethoden.

Bezüglich der *Poliomyelitis anterior* oder der *spinalen Kinderlähmung* hegen wir die Überzeugung, dass eine gleichzeitige Benutzung von Massage, Gymnastik und Electricität grossen Vortheil gewähren muss. Je früher — nachdem der Entzündungsprocess gehoben ist — die Massage eingreift, sagt Dr. Kleen, desto mehr Aussicht ist vorhanden, die Muskeln und die übrigen afficirten Theile in einem erträglichen Nutritionszustand zu halten oder die Deformitäten zu beschränken. Nach dieser Richtung hin hat die Behandlung eine nicht zu unterschätzende prophylaktische Bedeutung. Wir können nicht umhin, zu berichten, dass wir mehrere Fälle beobachtet haben, wo Mütter eine Fertigkeit in einer Art Gymnastik sich angeeignet hatten und ihre Kinder selbst behandelten; sie setzten jahrelang unverdrossen damit fort, wie es eben nur eine Mutter thun kann, und in einigen Fällen war das Resultat als ein äusserst günstiges zu bezeichnen. Wir glauben dieses Thema nicht besser als mit Dr. Nebel's Worten abschliessen zu können: »Dass unser, unter allen Umständen nur Nutzen, niemals Schaden bringendes, weder mit grossen Umständen, noch mit erheblichen Unkosten verknüpftes Kurverfahren das wirksamste Mittel ist, um fortschreitenden sekundären Störungen in der Blutvertheilung, Wärmeregulirung in der Ernährung, im Wachsthum und in der Gebrauchsfähigkeit des Gliedes, sowie in der Haltung des ganzen Menschen vorzubeugen, resp. abzuhelfen, ist unsere feste Überzeugung.»

Was von obengenannter Krankheit gilt, kann auch auf die Lähmung nach einer *hämorrhagia cerebri* bezogen werden. Man darf nur nicht den Muth verlieren, durch Ausdauer und Mitwirkung der Natur sieht man oft recht erträgliche Zustände eintreten.

Wir haben nun systematisch eine ganze Reihe von Nervenkrankheiten betrachtet und dargethan, dass auch wir bei Behandlung dieser im Allgemeinen recht trostlosen Krankheiten unser Scherflein beitragen können.

c) Die Krankheiten der Respirationsorgane.

Nach unserer ziemlich speciellen Darstellung der Herz- und Nervenleiden halten wir jetzt eine flüchtige Revue über die übrigen inneren Krankheiten, indem wir nur einige wichtige Einzelheiten hervorheben.

Auf die Krankheiten *der Respirationsorgane* hat zwar unsere Gymnastik keine so hohe Bedeutung, wie bei den Herzleiden, aber sie ist erstens nicht contraindicirt, und zweitens kann sie als mitwirkender Faktor bei der Behandlung äusserst werthvoll sein.

Wir erinnern zunächst an die Kehlkopferschütterung, welche bei leichter Laryngitiden, bei Heiserkeit und Belegtheit der Stimme sehr wirksam sein kann, und — nach Dr. Nebel — erzeugt diese Bewegung nach vielem Sprechen und Singen immer eine angenehme und wohlthuende Wirkung. Beim chronischen Bronchialkatarrh können wir theils dadurch einwirken, dass wir die Cirkulation im Thorax und in der Körperperipherie verbessern, theils durch andere mechanische Beeinflussungen (Rückenerschütterungen), welche uns zu Gebote stehen, und welche unter anderem die Contraction der glatten Muskeln und die Expectoration kräftig fördern.

Ebenso sehen wir beim *Asthma bronchiale* den Nutzen der circulationsbefördernden Bewegungen und besonders den der Rückenerschütterung. Bei manchen dieser Kranken wirken unsere Mittel fast wie ein Specificum, u. z. als ein solches, das man ohne die mindeste Gefahr probiren kann. Die Krankheiten in den Lungengeweben sind insofern unserer Heilgymnastik zugänglich, als letztere eine gründlichere Lungenventilation befördern, eine Erweiterung des Brustkorbes und eine methodische Kräftigung der Athmungsmuskeln hervorrufen. Je nach Auswahl und Anordung der Bewegungen kann man mehr die Inspiration oder die Expiration ausgiebiger gestalten.»

So kann die mechanische Gymnastik den Emphysematikern nützen, denn es ist letzteren wenig damit gedient, dass ihnen der Thorax durch fremde Hilfe zusammengepresst wird, sondern vielmehr, wenn sie richtig athmen lernen, um selbständig ihre Lunge zu ventiliren. — Die grösste Vorsicht muss bei der Lungentuberkulose beobachtet werden, fast ausschliesslich muss man bei den ableitenden und allgemein stärkenden Bewegungen bleiben, um gewissermassen indirekt auf die Lungen einzuwirken und wenigstens anfangs die direkten Respirationsbewegungen vermeiden.

d) Die Krankheiten der Unterleibsorgane.

Nicht zu unterschätzen sind die Einwirkungen der Heilgymnastik bei den Krankheiten *der Unterleibsorgane*. Hierüber äussert Dr. N e b e l so richtig, dass die Bauchmassage so sehr dieses Gebiet beherrscht, dass man andre nicht minder wichtige Aufgaben ganz und gar übersieht, nämlich: die *gesunkene vitale Energie* neu zu beleben und die verschiedenen Organe und Systeme zu regerer Thätigkeit zu erziehen. Man vergisst vor lauter Massiren, dass körperliche Bewegungen die einfachsten, natürlichsten Mittel zur Wiederherstellung des gestörten Gleichgewichts im körperlichen Haushalt sind. Indem die Bewegungen die Bauchmuskulatur im Thätigkeit setzen, beugen sie der Erschlaffung dieser Muskeln, sowie der Magen- und Darmmuskulatur vor, und verhindern die anormalen Zersetzungen des Darminhalts, welche eine schädliche Überdehnung der Darmwand bedingen. Mittels der Bewegungskur können wir eine energische Ableitung des Blutes nach den Extremitäten, und durch vermehrten Blutconsum Beschleunigung des Säftestromes bewirken. Durch Kräftigung der Bauchmuskulatur gestalten wir die Peristaltik lebhafter, wir kämpfen somit gegen Atonie des Magendarmtractus, wir erleichtern die Fortführung des Speisebreies nach dem Darme und bahnen schliesslich eine leichtere Auspressung der Excremente an.»

Bauchmassage behält immer ihren grossen Werth als Beruhigungsmittel, ihre Wirkung ist daher unzweifelhaft eine ganz vorzügliche, wenn man temporär den schlaffen Darmkanal reizen und in Thätigkeit setzen will, aber sie ist keineswegs die einzige und ausschliesslich anzuwendende Methode, denn ihre durchgreifende Bedeutung und nachhaltige Wirkung erhält sie erst durch eine verständige Gymnastik. Es ist — wie Dr. Nebel so richtig bemerkt — eine wahre Massagemanie ausgebrochen, und der grösste Übelstand liegt darin, dass gar oft Unberufenen und Unwissenden die Handhabung der Massage überlassen wird, denen die *Stärke* der Knetung das Wichtigste, und die Art der Application eine Nebensache ist. Mag sein, dass dieses Verfahren in den meisten Fällen wirklich eine zeitweilige Besserung herbeiführt, aber es kann immerhin nur von beschränkter Wirkung sein und selbstredend nicht die allseitige Einwirkung der Gymnastik haben. (Nebel, Seite 255). Das Kneten repräsentirt einen Theil, oft ein unentbehrliches Adjuvans, keineswegs aber den Hauptfactor in der Behandlung dar bei einem Leiden, das rationeller Weise nicht in seiner letzten Äusserung, sondern in seinem innersten Wesen, nicht bloss am Leibe, sondern am ganzen Menschen angegriffen zu werden verdient.»

Seit Jahren kombiniren wir in unsern Instituten Gymnastik, Massage und Trinken verschiedener Mineralwasser, wie Carlsbader, Marienbader, Kissinger etc., und wir bemerkten stets einen guten Erfolg; wir sind daher vollkommen überzeugt, dass viele Kuren in den Badeorten erfreulichere und dauernde Resultate aufzuweisen hätten, wenn *das Brunnentrinken in Verbindung mit rationeller Bewegungskur* angewandt würde.

So geschieht es in der That überall in unsern schwedischen Kurorten, und die damit verbundenen Mehrkosten für die Gymnastik fallen wahrlich bei den Ausgaben, die mit einer Badekur überhaupt verknüpft sind, nicht ins Gewicht.

Wir betonen ferner die Bedeutung der Leibeserschütterungen in Nabelhöhe bei *chronischem Darmkatarrh* und alle unsere Knetungsbewegungen bei der *habituellen Obstipation.* Wer sich hierfür besonders interessirt, den verweisen wir auf Dr. Nebel's Werk, in welchem diese Behandlung bis in die feinsten Details dargestellt ist. Wir müssen noch hervorheben, dass manche Patienten am Anfange der Behandlung vielleicht eine Verschlimmerung ihres Zustandes verspüren, aber das soll keine Veranlassung zur Beunruhigung sein, das giebt sich nach einigen Tagen oder Wochen.

Hämorrhoiden sind bekanntlich meist durch wiederholte Stauungen in den betreffenden Venen verursacht, und die leichteren Formes des Übels pflegen wir mit Erfolg durch Gymnastik zu bekämpfen. Die Beckenhebung (E. 8) ist eine sehr empfehlenswerthe Bewegungsform, die seit Jahren sich gut bewährt hat, und ebenso die Kreuzbeinerschütterungen. Beim *chron. Blasenkatarrh* ausschliesslich Gymnastik anzuwenden, kann keinem Arzte einfallen, aber in Verbindung mit anderer Behandlung findet der Patient Linderung durch gewisse Bewegungen und besonders durch Massagebehandlung. Herr Dr. Wide, Direktor der orthopädischen Instituts hier, hat hierüber reiche Erfahrungen gesammelt, die er in Kurzem der Öffentlichkeit zu übergeben gedenkt.

Hieran anknüpfend mögen auch einige Bemerkungen über die Behandlung *der Frauenkrankheiten* Platz finden. Es ist durchaus nicht unsre Absicht, unsre Gymnastikmethode als ein conkurrirendes Mittel der jetzt so vielgepriesenen Beckenmassage gegenüber aufzustellen. Aber die Brandt'sche Behandlung enthält so viele active Widerstandsbewegungen und auch passive Einwirkungen, welche wohl in unsern Instituten mit ebenso grossem Vortheil ertheilt werden können und dabei dem Specialisten die Mühe der persönlichen Ausübung ersparen. Dazu kommt, dass wir auf ausserordentliche Weise das Allgemeinbefinden des Patienten heben, was unzweifelhaft günstig auf das lokale Leiden einwirken muss.

Bei *Menstruationsanomalien* können wir nicht genug die Vorzüglichkeit unserer Behandlung betonen, deren Effectivität wir eine lange Reihe von Jahren zu constatiren Gelegenheit hatten, und bei welchen Übeln auch die manuelle Gymnastik nicht geringe Erfolge zu verzeichnen hat. — Als geeigneten Abschluss für dieses Kapitel referiren wir Dr. Zanders Worte über die Bedeutung der Gymnastik bei der Schwangerschaft: »Während der Schwangerschaft sind eine Anzahl vorsichtig gewählter und ausgeführter Muskelübungen von grossen Nutzen, nicht nur wegen ihres wohlthuenden Einflusses auf den allgemeinen Gesundheitszustand während derselben. Wiederholte Beobachtungen haben nämlich auch dargethan, dass *Entbindung* und *Wochenbett* durch eine solche Vorbereitung einen günstigeren Verlauf nimmt, als in früheren Fällen, wo Gymnastik nicht angewendet wurde.» Wir müssen noch hinzufügen, dass bei *prolapsus uteri* Dr. Zander, wie er selbst neulich berichtet, ausgezeichnete Erfolge durch die speciellen Bewegungen E 8, B 5 b und Lendenerschütterung erreicht.

e) Die Constitutionsanomalien.

Bei *Blutmangel* und *Bleichsucht* hat sich ebenfalls die gymnastische Behandlung bewährt, doch gewöhnlich in Verbindung mit Eisenmitteln und Mineralwasser verschiedener Art. Die Einwirkung unserer Kur zeigt sich zuvörderst in der Entfernung mehrerer Symptome dieser Krankheit, wie Kopfweh, Empfindlichkeit in der Magengrube, kalte Hände und Füsse, Schmerzen im Rücken und in den Beinen, allgemeine Müdigkeit etc.

Bei der Bekämpfung dieser Symptome erzielt die Behandlung, wenn sie verständig gehandhabt und genau überwacht wird, eine erfreuliche Verbesserung des allgemeinen Zustandes, die Blutvertheilung wird gleichmässiger, die Nutrition wird besser und die Wirkung findet ihren Ausdruck in zunehmendem Körpergewicht und gesunderem Aussehen.

f) Fettsucht und Korpulenz.

Korpulente Personen sind häufig Besucher unserer Institute, bei systematischer Benutzung unserer Apparate, unterstützt durch Beobachtung angemessener und strenger Diätvorschriften, ist die Abnahme des Körperumfanges oft sehr bedeutend. Nebel macht hierüber einige Bemerkungen, denen wir unsern ganzen Beifall zollen, nämlich: »Mittelst der mechanischen Gymnastik kann man jedem Korpulenten gerecht werden, man kann die muskelschwächsten, trägsten Damen, welchen schon ein kleiner Weg auf ebenem Terrain beschwerlich geworden, und die kurzluftigsten Herren, selbst mit dem schwächsten Herzen, angreifen, ohne sie direkt zu gefährden.»

Oft sieht man, dass diese Patienten, welche in Terrainkurorten, oder in Karlsbad, Marienbad, Kissingen ihre 8—10 Kilo an Gewicht verloren haben, recht bald nach ihrer Ankunft zu Hause ihre frühere Korpulenz wiederbekommen, da sie eben leicht in ihre alten Gewohnheiten zurückfallen. Freilich — sagt Nebel weiter — wäre auch diesem Übelstande abzuhelfen, wenn man Heilgymnastik als Nachkur nach dem Besuche der Bäder würdigen wollte.

Herr Dr. Åberg, Vorsteher eines medico-mechanischen Instituts in Buenos Ayres sagt hierüber: »Das angestrebte und durch die Wage verfolgte Ziel wird auch gewöhnlich erreicht. Ich habe indess beobachtet, dass man durch die Wage allein die mittels der Behandlung erzielten Resultate nicht genügend controlirt. Dienen doch einestheils die Muskelübungen dazu, neue Muskelfasern zu bilden, welche das Körpergewicht sogar etwas vermehren können, da Fleisch bekanntlich schwerer ist als Fett. Die Aufzehrung von Fett findet hauptsächlich in den leichten Massen, im Omentum und der Umgebung der Eingeweide statt, wo das Fett die Hauptbeschwerden macht. Der Bauchumfang kann abnehmen ohne Gesammtgewichtsverlust des Körpers.»

Etwaige starke Bewegungen sind hierbei nicht angebracht, denn ein Theil dieser Patienten verträgt solche nicht; andere »Fettkugeln» wiederum finden es bequemer, sich eine Stunde täglich anzustrengen, aber dafür sich keinerlei Einschränkung in ihrer unrichtigen und ungebundenen Lebensweise auferlegen zu müssen. Dr. Zander äussert in einem Schreiben an Dr. Nebel folgende beherzigenswerthe Worte: »Ich habe auch korpulente, fette Patienten, welche sehr langsam abnehmen, aber was kann ich dafür, wenn sie sich des Zuckers, der Mehlspeisen und des vielen Trinkens nicht enthalten können!»

G1

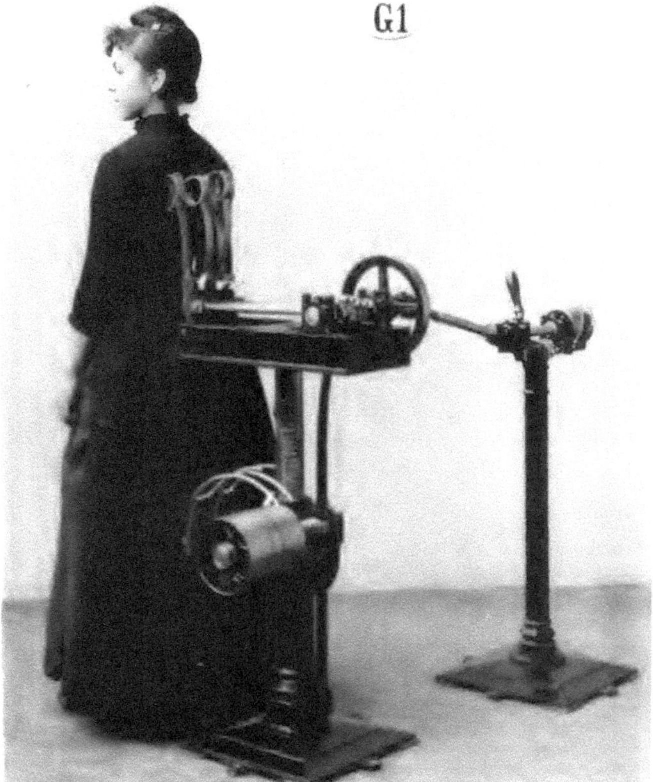

Sehr wahr und treffend beurtheilt Dr. Nebel diesen Umstand: »Die Corpuelnten haben allen Grund sich dankbar zu erweisen, wenn es nur gelingt, weitere Zunahme zù verhindern. Der Patient wird viel beweglicher, befreit von beängstigenden Herzklopfen, von seiner Schweratlımigkeit, von seiner raschen Ermüdung und seiner Neigung zu Catarrhen, und das alles durch ein Kurverfahren, welches den Körper nicht schwächt, sondern stärkt und widerstandsfähiger den ihn bedrohenden Gefahren gegenüber und leistungsfähiger in jeder Beziehung macht. Dem gegenüber´ mag es doch als nebensächlich erscheinen, ob das Körpergewicht einige Pfund weniger oder mehr beträgt, sofern nur, wie gesagt, *stärkere* Zunahme verhindert werden kann.»

g) Gichtkrankheit.

Die *Gicht* kann weder durch Gymnastik, noch durch Bäder vollkommen geheilt werden, denn dazu gehört sowohl eine allgemeine als eine medicamentäre, besonders aber eine diätetische Behandlung. Die Bewegungen haben jedenfalls eine wichtige prophylaktische Bedeutung und hindern gleichsam den Ausbruch der Gichtanfälle. Darum benutzen Arthritici mit Vorliebe unsere Gymnastikmethode, die — ihrer eigenen Erklärung nach — zu ihrem Wohlbefinden beiträgt. Die akuten Gichtanfälle haben wir oft mit Massage, besonders mit Effleurage, behandelt und gelang es uns nicht selten, die Dauer des eigentlichen Anfalls abzukürzen. Ein uns sehr nahestehender Patient, der 20 Jahre lang an Gicht gelitten, wurde auf diese Weise behandelt, und er war nicht genöthigt, das Bett zu hüten, sondern übte sogar als Arzt seine Praxis aus und erreichte ein Alter von 77 Jahren. Dieses Resultat war allerdings nur durch lange und sorgsame, äusserst *milde* Behandlung und in Seancen, die manchmal 15—20 Minuten in Anspruch nahmen, zu erreichen. Wir glauben, dass diese Behandlung die allgemeine wirksam unterstützt, und dass die Gicht übrigens viel öfter vorkommt, als wir annehmen, da wir die milderen Formen derselben gewöhnlich als chronischen Rheumatismus bezeichnen, bis ein Nierenstein oder Podagraanfall mit einem Male die Situation klärt.

h) Chronischer Gelenk- und Muskel-Rheumatismus.

Der Unterschied zwischen der Gicht und dem chronischen Rheumatismus ist allerdings bezüglich des Ursprungs, sowie der übrigen Symptome sehr gross, aber Vieles haben doch diese Krankheiten gemeinsam und daher sind zuweilen unsere Angriffspunkte in beiden Fällen ziemlich dieselben. Im Sommer suchen derartige Patienten die Kurorte auf, welche ihnen verschiedene Arten Bäder bieten, doch im Winter bedienen sie sich der Massage und der Bewegungskur. Wo wir in den Muskeln sog. *Myiten* antreffen können, werden diese gewöhnlich zum Gegenstande gründlicher und gewissenhafter Massagebehandlung gemacht, und manchmal sind diese Muskelaffektionen nicht auf räumlich kleine Herde beschränkt, sondern die geübte Hand des Masseurs entdeckt den abnormen Zustand der Muskel, die sich weich und teigig anfühlt, und der die normale Elasticität fehlt. Auch zeigen sich Verhärtungen rings um die Gelenke oder um die Insertionspunkte der Muskeln. Die erste Indication ist in solchen Fällen, die kranken Partien zu massiren, was auch meistens mit einem gewissen Erfolge gekrönt ist. (Nebel S. 333). »Man bediente sich daher stets activer, die afficirten Muskeln bethätigender, und passiver, dehnender Bewegungen zugleich mit Streichungen, Reibungen, Klopfungen, Klatschungen, Sägungen, Walkungen, Punkt- und Flächenerschütterungen, kurz aller jener mechanischen Einwirkungen, die sich gegenwärtig unter dem Namen »Massage» als neue Kunst präsentiren.»

Derartige Bewegungen sind hierzulande seit vielen Decennien ausgeübt worden, schon lange bevor Metgzer diese Behandlung gewissermassen in ein System gebracht hat. Einen Beweis hierfür giebt auch unser schwedisches sog. *Loka-* oder Massage-Schlammbad, wobei ein grosser Theil dieser Manipulationen gleichzeitig mit dem Einreiben des Schlammes ausgeübt wird. Diese Art Bäder, welche seit dem Jahre 1727 durch ein Werk des Dr. Victorin bekannt sind, wurden mindestens 50 Jahre vor dieser Zeit auf eine gewisse traditionelle Art angewandt. Bezüglich aller dieser Fragen verweisen wir auf eine Arbeit des Dr. Kleen über *Massage*, übersetzt von Dr. Schütz in Berlin.

Wir unserseits hegen die Ansicht, dass Massage *ohne* gleichzeitige oder nachfolgende Gymnastikbehandlung nur halbe, unvollständige Arbeit ist; wir citiren hierüber Zander's Worte, denen wir unsere volle Anerkennung schenken, und die auf eine reiche Erfahrung in diesen Dingen fussen: »Man möge doch bedenken, dass die Massage, deren Zweck es ist, die Gewebe von krankhaften Anschwellungen und Ansätzen zu befreien, also eigentlich als ein Reinigungsprocess zu betrachten ist, allein nicht im Stande sein kann, ein Organ (Muskeln, Gelenke) in den normalen und lebenskräftigen Zustand zurück zu versetzen; dazu sind unbedingt auch gymnastische Übungen erforderlich. Massage, ohne gleichzeitige oder nachfolgende Gymnastik, ist eine unvollständige Behandlung, welche — wie wir gehört — jahrelang von Personen fortgesetzt wurde, ohne dass mehr als eine nur *zeitweise* Besserung eingetreten ist. Das ist in der That ein Missbrauch der Massage, der aber nicht immer auf die Unwissenheit und Ungschicklichkeit des Masseurs zurückzuführen ist, sondern oftmals auf die Trägheit des Patienten, der sich lieber von einem Andern kneten lässt, als sich dazu bequemt, selbst die erforderlichen Bewegungen auszuführen.»

Anderseits wollen wir aber auch offen bekennen, dass wir sehr oft bei genannten Krankheiten mit Gymnastikbehandlung *allein* uns nicht helfen können, sondern als anerkannte und bewährte Kur die Massagebehandlung ordinirt haben. Letztere wird daher täglich und stündlich in unsern schwedischen Gymnastik-Instituten ausgeübt. Diese Krankheiten hinterlassen oft Steifigkeiten in einem oder mehreren Gelenken und solcher Fälle bekommen wir in Hülle und Fülle zur Behandlung. Wieder führen wir Dr. Nebels Äusserung über dieses Thema an (Das. S. 330). »Die Zander'schen Apparate hingegen eignen sich für alle solche Fälle; einzelne, z. B. die für Armbewegungen bestimmten Apparate, lassen sich auf jeden Winkel, conform der Deformität des kranken Gelenkes stellen, alle aber gestatten eine vorsichtige, genau abmessbare *Einwirkung*, was Excursion und *Kraftinanspruchnahme* betrifft. Nehmen wir beispielsweise an, wir hätten ein steifgewordenes Schultergelenk zu mobilisiren, so erinnert sich ja jeder, der als Assistent im Hospital damit betraut war, die nöthigen passiven Bewegungen vorzunehmen, mit welcher Angst besonders Kinder und Frauen unserem Beginnen entgegensahen. Wie einfach und wie viel rationeller ist das Vorgehen, wenn wir Dr. Zander's Apparate A 7 = Armkreisen, passiv, indem wir die Hand und den Arm an der Stange festhalten oder anbandagiren, oder aber aktiv, bei Fixation der Schulter in der Gabel mittels eines dieselbe schliessenden Riemens, benutzen! Wir lassen zuerst nur einen ganz kleinen Kreis beschreiben; der Patient empfindet dabei keinen oder nur sehr geringen Schmerz; er geht in Zukunft ohne Angst an die Bewegung. Wir vergrössern den zu beschreibenden Kreis nur langsam, fast unmerklich von N:o 1 bis zu N:o 20, indem wir nie mehr Schmerz, als unvermeidlich, ist, verursachen. Wir arbeiten passiv mit einem sehr geringen Aufwand von Kraft, gegenüber der vielen und noch dazu zwecklos vergeudeten Kraft, die wir sonst benöthigten, um die, nicht durch die Krankheit, sondern durch die ängstliche Muskelanspannung u. s. w. von Seiten des Kranken bedingten, Widerstände zu beseitigen. Wir benutzen aber zweckmässig sehr bald die eigene Kraft des Patienten, welcher selbst den Schwungarm abwechselnd vor- oder rückwärts in Bewegung setzen muss. So habe ich vielfach, nach rheumatischen Affectionen und sehr oft nach Radiusfrakturen in Folge zu langen Tragens des Armes in der Binde, durch Nichtgebrauch entstandene Schultersteifigkeiten, Mitbewegung des Schulterblattes schon bei geringer Erhebung des Armes, auf die schonendste Weise in der Zeit von 4—6 Wochen beseitigen können. Ebenso erleichtern uns die sonstigen, Gelenkbewegungen dienenden Apparate unsere Aufgabe: *E 2* für passive Beugung und Streckung der Hand, *E 3* für passive Radial- und Ulnarflexion der Hand, *B 12* für Fusskreisen u. s. w.

Die gesammten übrigen Apparate sind in verschiedener Weise für unsere Zwecke verwendbar, wenn man sich ihrer nur richtig zu bedienen versteht, nicht nach Recepten und Schematas verlangt, nicht Apparate für diesen und jenen Spezialzweck sucht, sondern für den speciellen Fall das Geeignete herauszufinden bemüht ist.» Über die von Dr. Hönig in Breslau hinzuerfundenen, d. h. vorhandenen, nachkonstruirten Apparate »für passive Beugung und Streckung des Vorderarms», und für passive seitliche Hebung und Senkung des Armes urtheilt der erfahrene Orthopäde Dr. Nebel so richtig: »dass sie nicht nur

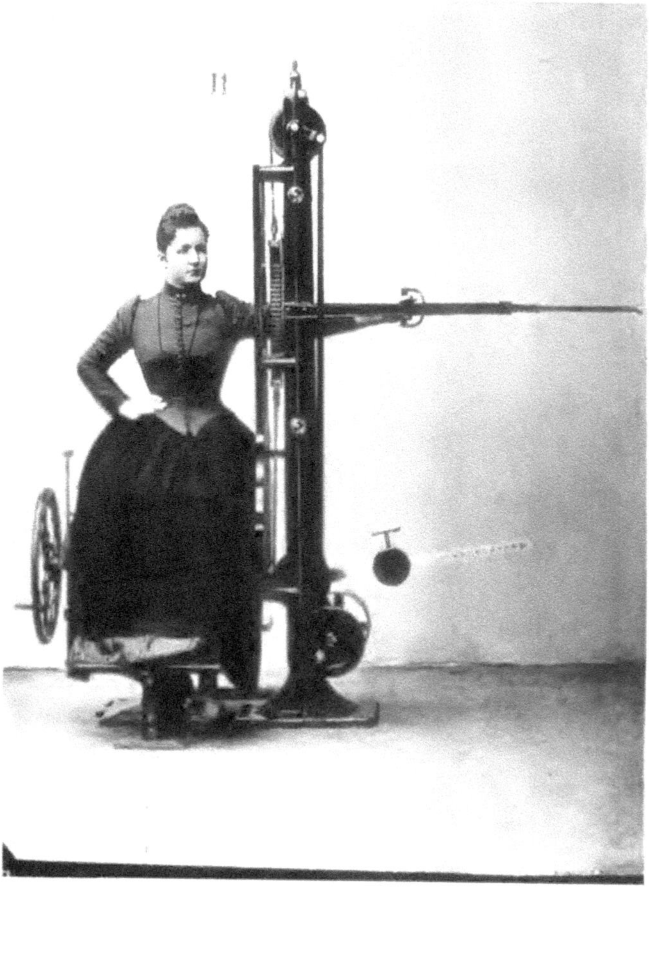

durchaus *überflüssige Anschaffungen*, sondern sogar *gefährliche Gewaltsmittel* sind. Es lag so wenig ein *praktisches Bedürfniss* hierfür vor, dass wir in solchem *überflüssigen* Erfindungsdrang eine direkte Gefahr für unsere Sache erblicken müssen.

IX. Die Bedeutung der medico-mechanischen Institute für die Berufsgenossenschaften insbesondere für die Nachbehandlung Verletzter.

Wir haben diesen Gegenstand ausführlicher behandelt, weil gerade bei der Anwendung unserer Apparate die Folgen der unzähligen Unfälle und Schäden, denen überall der Mensch und insbesondere der Berufsarbeiter ausgesetzt sind, die glänzendsten Erfolge zu verzeichnen sind. Wir citiren zu diesem Thema aus der Zeitschrift: Der Kompass, V Jahrgang, N:o 10, eine Abhandlung des Herrn Dr. Schütz in Berlin: »Über die Bedeutung der medico-mechanischen Institute für die *Berufsgenossenschaften, insbesondere für die Nachbehandlung Verletzter.*«

Von den an den Folgen von Verletzungen behandelten Kranken gehörten circa 88 % den körperlich arbeitenden Ständen an und wurden durch die Verwaltungen der Krankenkassen, Eisenbahnbetriebe, in erster Linie aber der Berufsgenossenschaften dem Institute zugewiesen, welches speciell auf diesem Felde seiner Thätigkeit sehr beachtenswerthe, auf anderem Wege nicht erreichbare Erfolge erzielt hat. Die ärztliche Fürsorge für den verletzten Arbeiter ist eine so wichtige, in das Wohl und Wehe vieler Tausende bestimmend eingreifende, die Aufgabe grosser Verwaltungskörper berührende Frage, dass wir an dieser Stelle näher darauf eingehen müssen, wie sich ihre Lösung bisher gestaltet hat, und welcher Antheil daran den medico-mechanischen Instituten zugefallen ist.

Handelt es sich um eine bei der Arbeit oder im Betriebe einer Fabrik eintretende Verletzung, so fällt der ärztlichen Thätigkeit die erste und wichtigste Aufgabe zu, *die unmittelbaren Folgen den Unfalls* auf ein möglichst geringes Mass zu beschränken, durch schnellste Anwendung einer sachgemässen Behandlung den Verletzten so zu versorgen, dass ein ungestörter Heilungsverlauf ermöglicht, alle durch unzweckmäsiges Verhalten bedingten Schädlichkeiten, bei offenen Wunden die Gefahr einer Wundinfektion vermieden wird. Vermöge der fast durchweg vorzüglichen Einrichtungen unserer Krankenhäuser, sowie der zum Allgemeingut der Ärzte gewordenen antiseptischen Wundbehandlung ist dieser Theil der Aufgabe wohl als gut gelöst zu bezeichnen. Abgesehen von kleineren Städten und Landorten, wo die Ausstattung der Krankenanstalten häufig an unzureichenden Mitteln leidet, oder wo die Beschaffung schneller ärztlicher Hilfe mit grösseren Schwierigkeiten verknüpft ist, sind wohl jetzt überall die Bedingungen dafür gegeben, dass dem Verletzten sofort nach dem Unfalle die zweckmässigste Hilfe zu Theil werden kann, durch deren Anwendung die Störung der Erwerbsfähigkeit wieder ausgeglichen oder, falls es sich um irreparable Veränderungen handelt, die Einbusse an Erwerbsfähigkeit auf das geringste Mass des Unvermeidlichen beschränkt wird.

Bei weitem weniger günstig fällt dagegen die Antwort aus, wenn wir fragen: Wie gestaltet sich die Lösung des zweiten Theiles der ärztlichen Aufgabe, die Beseitigung der *mittelbaren*, erst im Verlaufe der Behandlung hervortretenden oder nach Heilung des verletzten Theiles zurückbleibenden *Folgen der Verletzung*, deren Bestehen häufig die alleinige Ursache der verminderten oder aufgehobenen Erwerbsfähigkeit ist.

Um ein Beispiel zu wählen: Der 26-jährige Arbeiter K. hat am 2. Februar 1889 durch einen Fall beim Zusammenbruch des Gerüstes einen Bruch des linken Unterarmes erlitten. Sofort Aufnahme ins Krankenhaus, woselbst nach 8 Wochen der Knochenbruch geheilt ist, worauf K. mit der Weisung, sich noch 14 Tage zu schonen, entlassen wird. Der Kassenarzt sorgt alsdann dafür, dass der Arm noch 3 Wochen lang massirt wird. Nach Ablauf dieser Zeit geht der Verletzte von der Krankenkasse auf die Berufsgenossenschaft über. Der Arm ist geschwollen, verdickt, Handgelenk und Finger sind steif, Kraft und Beweglichkeit des Armes in hohem Grade behindert.

Zweites Beispiel: Dem 26-jährigen Zimmermann M. fällt am 11. Mai 1889 ein Stapel Bretter auf das linke Bein; er erleidet dadurch einen Bruch des Unterschenkels. Im Krankenhause wird die entsprechende Behandlung mit Gypsverbänden angewendet, der Verletzte sodann entlassen, als er eben an Stöcken sich fortzubewegen vermag. Die Nachbehandlung seitens des Kassenarztes besteht wiederum in Massage. Beim Übertritt in die Berufsgenossenschaft ist das Gehen noch ausserordentlich beschwert, schmerzhaft und verbietet dem Verletzten die Aufnahme der früheren Arbeit.

In den beiden angeführten Beispielen, auf die wir zum Schlusse noch einmal zurückkommen wollen, ist die unmittelbare Folge der Verletzung durch die Heilung des Knochenbruchs beseitigt, die mittelbaren Folgen jedoch: Steifigkeit und Schwäche der Glieder sind nach den fixirenden Verbänden und dem mehrwöchentlichen Nichtgebrauch der Extremitäten so erheblich, dass an eine Verwendung derselben zum Arbeiten nicht zu denken ist. Die bisher in Frage kommenden Faktoren, welche hier eingreifen konnten, waren erstens das Krankenhaus und zweitens der Kassenarzt. In den meisten Krankenhäusern hat man bei Verletzten von jeher durch geeignete Auswahl der Behandlungsmethoden, insbesondere durch möglichste Beschränkung der lange liegenden Verbände und Anwendung von Massage, aktiven und passiven Bewegungen etc. eine Erhaltung oder möglichst baldige Wiederherstellung der Arbeitsfähigkeit im Auge gehabt. Doch konnte wohl in den seltensten Fällen die Krankenhausbehandlung bis zur völligen Beseitigung der letzten unmittelbaren Folgen der Verletzung ausgedehnt werden, weil die starke Inanspruchnahme der Krankenhäuser durch neuaufzunehmende Kranke eine frühzeitige Entlassung der »Geheilten, aber noch der Schonung Bedürftigen» nothwendig machte. Ausserdem mangelt es aber auch in den meisten Krankenhäusern an den nöthigen Einrichtungen und an dem geeigneten, speciell für diese Nachbehandlung ausgebildeten Personale.

Der zweite Faktor, dem die Nachbehandlung Verletzter zufällt, der Kassenarzt, ist gleichfalls in den meisten Fällen ausser Stande, die zeitraubende, ohne besondere Einrichtungen nur unvollkommen durchführbare mechanische Behandlung neben seinen vielen anderen Obliegenheiten selbst durchzuführen und ist daher genöthigt, dieselbe Leuten zu überlassen, welche als sogenannte Masseure, meist ohne genügendes Verständniss und Wissen, ihr Unwesen treiben. Die Mitwirkung des Patienten, dem der Rath gegeben wurde, in bestimmter Weise seine beschädigten Glieder zu üben, liess begreiflicher Weise viel zu wünschen übrig, die Behandlungsweise zog sich unverhältnissmässig in die Länge, und häufig genug ging gerade diejenige Zeit, in der noch etwas zu erreichen war, unbenutzt vorüber. Verwachsungen der Knochen und Gelenke, Schrumpfungen der Bänder und Kapseln, Muskelschwund und Lähmungen waren nicht selten die Folgen von Verletzungen, welche durch rechtzeitige konsequente Anwendung der zahlreichen Hilfsmittel der neueren Mechanotherapie zur völligen Heilung hätten geführt werden können.

Den genannten Übelständen bei den Nachbehandlung Verletzter abzuhelfen, die von Ärzten und Patienten lebhaft empfundene Lücke auszufüllen sind die medico-mechanischen Institute in erster Linie berufen, vermöge ihrer oben geschilderten Einrichtungen und ihres technich geschulten Personals, welches, soweit es nicht aus Ärzten besteht, unter beständiger ärztlicher Anweisung und Aufsicht arbeitet. Die Vortheile, welche sich aus der Thätigkeit der Institute für die Kranken der Berufsgenossenschaften ergeben, sind von den letzteren sehr bald erkannt worden, und wo immer Institute erstanden, hat sich schnell zwischen ihnen und den Berufsgenossenschaften ein lebhafter Verkehr entwickelt. Die Erfahrungen, welche hierbei gemacht wurden, sind durchweg erfreuliche zu nennen. Eine ganze Reihe von Verletzten, die zum Theil schon Jahre lang Rentenempfänger waren, sind in den Stand gesetzt worden, in vollem oder gegen früher wesentlich gesteigerten Umfange sich wieder ihrer Erwerbsthätigkeit zu widmen. Besonders augenfällig sind die Erfolge in den Fällen gewesen, wo die mechanische Behandlung frühzeitig, vor Ausbildung der oben genannten sekundären Veränderungen eingreifen konnte, eine Erfahrung, welche den Berufsgenossenschaften den berechtigten Wunsch nahelegte, ihren Einfluss auf die Behandlung in geeigneten Fällen schon vor Ablauf der gesetzlichen 13 Wochen nach dem Unfalle geltend zu machen.

In denjenigen wenigen Fällen, wo die Behandlung im Institute eine Besserung nicht zu erzielen vermochte, war es für die Berufsgenossenschaften immerhin von Werth, durch eine, kürzere Zeit hindurch fortgesetzte genaue Beobachtung die Grenze des Erreichbaren und die Ursachen der definitiven theilweisen oder gänzlichen Arbeitsunfähigkeit festgestellt zu sehen, sowie in den genauen krankengeschichtlichen Berichten ein

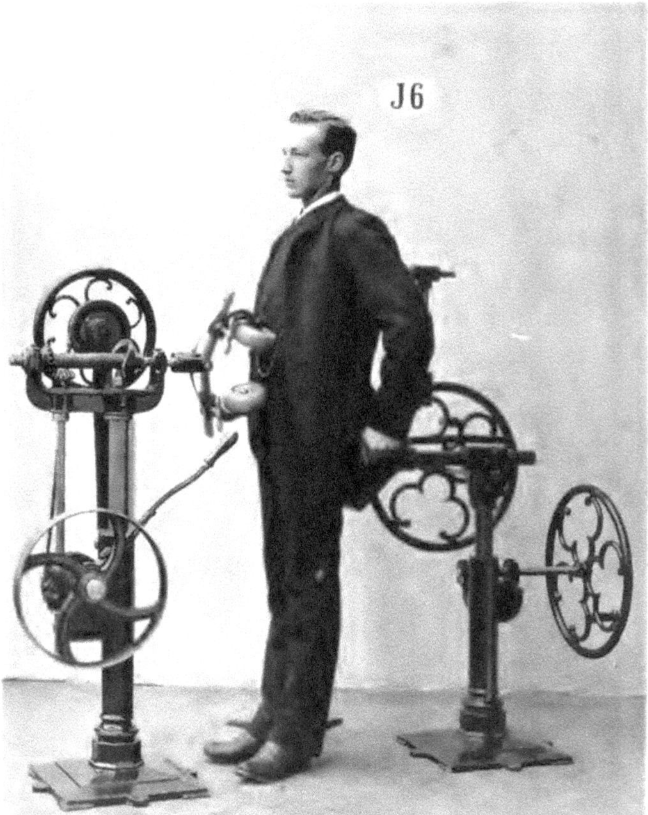
J6

sicheres Material zur Abschätzung des Grades der letzteren zu erlangen. Die genauere Beobachtung des Verletzten erwies sich auch dann als wichtig, wenn durch das Verhalten desselben der Verdacht auf *Uebertreibung* oder *Simulation* von Krankheitssymptomen nahegelegt wurde. Mit Hilfe der Zanderschen Apparate, bei denen, ohne dass der Patient es sieht, geringere oder stärkere Widerstände eingestellt werden können, gelang es in zwei Fällen das Vorhandensein einer beabsichtigten Täuschung zahlenmässig nachzuweisen. Hierdurch ist den Berufsgenossenschaften eine grössere Sicherheit vor Ausbeutung durch arbeitsscheue Rentenempfänger gegeben.

Der in den bei Weitem meisten Fällen erreichten Erhöhung der Arbeitsfähigkeit gegenüber kommen die Kosten der Institutsbehandlung kaum in Betracht. Handelt es sich doch bierbei um eine einmalige Ausgabe, durch die eine, viele Jahre hindurch auf den Berufsgenossenschaften lastende Zahlungsverpflichtung abgelöst werden kann. Ganz abgesehen aber von dieser geschäftlichen Seite der Frage ist der Einfluss der erhöhten Erwerbsfähigkeit auf den Arbeiter ein so segensreicher, dass er die darauf verwendeten Kosten und Mühe reichlich lohnt. Wir hatten häufig genug Gelegenheit zu sehen, wie bei unseren Patienten das niederdrückende Gefühl, nicht ausreichend für ihre Familie sorgen zu können und dem allmäligen Rückgange ihrer Vermögensverhältnisse machtlos zusehen zu müssen, einer zuversichtlichen und dankbaren Stimmung wich, sobald Kraft und Geschicklichkeit zum Arbeiten wiederkehrte.

Wir können nicht umhin, an dieser Stelle anzuerkennen, dass mit wenigen Ausnahmen seitens der Behandelten voller Eifer und willige Ausdauer eingesetzt wurden, um die verminderte Arbeitskraft erhöhen zu helfen.»

In einer neuen Arbeit des Herrn Dr. G. Schütz in Berlin: »Ärztlicher Bericht über die Thätigkeit etc.» berichtet derselbe über eine *Heimstätte für Verletzte*, welche zu Nieder-Schönhausen bei Berlin errichtet wurde.

Die *Heimstätte für Verletzte* wurde in Ausführung eines zwischen dem Vorstande der Fuhrwerks-Berufsgenossenschaft und dem Vorstande des Berliner Medico-mechanischen Institutes am 11. November 1890 abgeschlossenen Vertrages eingerichtet und and 2. Januar 1891 eröffnet. Sie ist die erste unter berufsgenossenschaftlicher Verwaltung stehende Anstalt für Nachbehandlung Verletzter und verdankt ihre Entstehung der — namentlich für Berufsgenossenschaften mit sehr zahlreichen und schweren Betriebsunfällen — immer zwingender auftretenden Nothwendigkeit einer consequenten Durchführung desjenigen Heilverfahrens, welches sich für die Hebung und Wiederherstellung der Arbeitsfähigkeit am besten bewährt hat.

Die von Jahr zu Jahr steigende Zahl der Rentenempfänger, die stetig anwachsenden Summen der aufzubringenden Renten einerseits, die vielen, der bisherigen Behandlung Verletzter anhaftenden offenbaren Mängel andrerseits haben die berufsgenossenschaftlichen Organe veranlasst, den Fortschritten der Heilkunde auf diesem Gebiete ganz besondere Aufmerksamkeit zu widmen und für die zweckmässigste Nutzbarmachung derselben im Interesse ihrer Verletzten Sorge zu tragen. Eine einfache Lösung dieser Aufgabe ist durch die Errichtung der »Heimstätte für Verletzte» geschehen. Ermöglicht wurde die practische Durchführung derselben durch verschiedene günstige Umstände, insbesondere aber durch das einsichtsvolle und einmüthige Wirken thatkräftiger und uneigennütziger Männer.

In enger Verbindung mit Berlin und doch den schädigenden Einflüssen der Grossstadt entzogen, liegt die Heimstätte auf einem 3 Morgen grossen, allseitig freien Gartenterrain und hat in einem stattlichen zweistöckigen Gebäude helle und gesunde Räume zur Unterbringung von c. 50—60 Pfleglingen. Ausser den Tages- und den Schlafräumen für die letzteren enthält das Gebäude einen grossen Apparatensaal, einen Massageraum, ein ärztliches Untersuchungszimmer nebst Wohnungen für einen Assistenzarzt, einen verheirateten Hausvater, zwei Masseure, einen Maschinisten, sowie einen Motorraum nebst Werkstatt, ferner Koch-, Waschküche, Badezimmer und Vorrathsräume.

In dem parterre gelegenen Uebungssaale sind 37 Zander'sche Originalapparate, in Stockholm unter Controlle des Erfinders hergestellt, für active und passive Bewegungen, sowie für mechanische Einwirkungen aufgestellt.

I. Apparate für active Bewegungen:

1. A 1. Armsenken.
2. A 2. Armheben, Schulterheben.

3. A 3. Armsenken und -beugen.
4. A 4. Armheben und -strecken.
5. A 5. Zusammenführen der Arme.
6. A 6. Seitwärtsführen der Arme.
7. A 7. Armschleudern.
8. A 8a. Armdrehen.
9. A 8b. Armwechseldrehen.
10. A 9. Unterarmbeugen.
11. A 10. Unterarmstrecken.
12. A 11. Handbeugen und -strecken.
13. A 12. Fingerbeugen und -strecken.
14. B 3. Hüftkniebeugen oder Hüftheben.
15. B 4. Hüftkniestrecken.
16. B 5. Beinschliessen.
17. B 6. Beinspreizen.
18. B 7. Velocipedtreten.
19. B 8. Beindrehen.
20. B 9. Kniebeugen.
21. B 10. Kniestrecken.
22. B 11. Fussbeugen und -strecken.
22. B 12. Fusskreisen.
24. C 1. Rumpfvorbeugen.
25. C 2. Rumpfaufrichten.
26. C 10. Nackenspannen.
27. D 3. Rumpfrotirung im Reitsitz.

II. Apparate für passive Bewegungen:

28. E 2. Passive Handbeugung und -streckung.
29. E 3. Passive Auswärts- und Einwärtsführung der Hand.
30. E 6. Passive Brustweitung.

III. Apparate für mechanische Einwirkungen:

31. F 1. Erschütterung verschiedener Körpertheile.
32. G 1. Hackung.
33. G 3. Beinhackung.
34. G 4. Rumpfhackung.
35. I 1. Armwalkung.
36. I 3. Beinwalkung.
37. I 4. Hand- und Fussreibung.

In einem mit dem Uebungssaale in Verbindung stehenden Nebenraume wird *manuelle Gymnastik* (passive und Widerstandsbewegungen) und *Massage* unter beständiger Aufsicht und Anleitung durch das Personal der Heimstätte ausgeführt. Auf diesen Zweig der Behandlung wird besondere Sorgfalt verwendet, da in ihrer sachgemässen und consequenten Ausübung ein wesentlicher Theil des Erfolges beruht. In dem ärztlichen Untersuchungszimmer findet die *electrische Behandlung* mit dem constanten und dem faradischen Strome statt. In dem geräumigen Badezimmer des Kellergeschosses werden in geeigneten Fällen *Bäder* und zwar meist Thermalsoolbäder verabreicht.

Der Gang der täglich in der Regel zweimal (Morgens und Nachmittags, an den Sonn- und Feiertagen nur einmal Morgens) stattfindenden *Behandlung* ist folgender:

Die Pfleglinge betreten in kleineren Abtheilungen gleichzeitig den Uebungssaal, auf dem jeder sein *Uebungsrecept* eingehändigt erhält. Auf diesem Recepte sind in bestimmter Reihenfolge alle diejenigen Bewegungen und mechanichen Einwirkungen aufgezeichnet, welche von den einzelnen Patienten an den betreffenden Apparaten auszuführen bezw. entgegenzunehmen sind. Ausser der Nummer des Apparates ist auf dem Recepte ferner vermerkt, bei welcher Einstellung d. h. mit wie grossem Widerstande und wie oft, bezw. wie lange derselbe zu benutzen ist. Das Personal der Anstalt achtet während der Uebungen genau darauf, dass die Apparate von den Pfleglingen richtig und vollständig gebraucht werden.

Nach Beendigung der Apparatübungen wird sodann die Massage und die manuelle Gymnastik ausgeführt, sowie bei einzelnen Patienten die electrische Behandlung und die zur Vervollständigung des Krankenjournals nothwendig werdenden Untersuchungen, Messungen u. s. w. vorgenommen. Der bei den Uebungen stets anwesende Anstaltsarzt sorgt dabei für die durch den Kräftezuwachs etwa nothwendig werdenden Aenderungen in der Einstellung der Apparate. In letzter Zeit ist auch mit der Anlegung einfacher orthopädischer Schienenapparate (z. B. zur Streckung von gekrümmten Fingern) begonnen worden, welche in der Werkstatt des Hauses angefertigt werden.

Nach Beendigung der Vormittagsbehandlung ruhen die Pfleglinge, ergehen sich in den Räumen der Anstalt und im Garten oder nehmen an der Haus- und Gartenarbeit Theil, jedoeh nur so weit, als dies in jedem einzelnen Falle von dem Arzte vorgeschrieben, bezw., gestattet ist. Eine durch reichliche Zuwendungen von Freunden der Anstalt ausgestattete Bibliothek gewährt Unterhaltung und Belehrung; verschiedene Spiele (Karten, Brett) sowie das im Garten und auf den Balkonen gestattete, durch Darreichung von Tabak ermöglichte Rauchen helfen die freie Zeit kürzen.

Eine Stunde nach beendeter Mittagsruhe findet die mechanische Behandlung zum zweiten Male in der oben angegebenen Weise statt.

In der ständigen Beobachtung und Ueberwachung durch das übrige Anstaltspersonal, sowie in der Fernhaltung von allen durch unzweckmässige Lebens- und Beschäftigungsweise bedingten Schädlichkeiten sind weitere wichtige Factoren für ein consequentes und energisches Heilverfahren, für die allmälige Erstarkung der geschwächten Muskulatur, für die Wiederherstellung der eingeschränkten oder aufgehobenen Gelenkfunktionen, sowie für die Beseitigung bestehender Cirkulationsstörungen (Stauungen, Anschwellungen, Verhärtungen u. s. w.) gegeben.

Durch die genaue Kenntniss des einzelnen Patienten, welche sich bis auf die Leistungsfähigkeit seiner einzelnen Muskeln und Gelenke erstreckt, ist es auch ermöglicht, das Maass seiner Leistungsfähigkeit für die Arbeit genau zu bestimmen, ihn einerseits vor Ueberanstrengung zu bewahren, andrerseits aber auch zur vollen selbstthätigen Mitwirkung bei der Wiedererwerbung seiner Arbeitsfähigkeit zu veranlassen. Den *Simulanten* und Uebertreibern gelingt es bei diesem genau individualisirenden Verfahren mit seiner genauen Controllirbarkeit nicht, den Arzt längere Zeit über den wahren Stand ihrer Arbeitsfähigkeit zu täuschen.

Hand in Hand mit der Bewegungskur, welche den Appetit und Stoffwechsel anregt, geht eine kräftige Verpflegung, die der in unseren städtischen Krankenhäusern üblichen ersten Form (täglich 250 gr. Fleisch, 500 gr. Brod, 2 Semmeln, Gemüse und Kartoffeln, 2 mal Kaffee, 1 mal Suppe nebst 2 Flaschen Bier) entspricht. Von Woche zu Woche wiederholte Messungen des Körpergewichtes haben fast bei sämtlichen Verletzten ein Steigen desselben (bei einzelnen um 10, 12, bis 17 Pfd.) constatiren lassen; bei der Minderzahl ist das Körpergewicht gleichgeblieben, bei 3 Pfleglingen (von 125) ist das Körpergewicht um 2 Pfd., bei 1 Pflegling endlich um 3 Pfd. gesunken.

Im Ganzen haben sich die Einrichtungen der Heimstätte als gut und zweckmässig erwiesen. Bei allen Verletzten, wo dies überhaupt möglich war, ist ein stetiger Fortschritt in der Heilung zu verzeichnen gewesen. Obwohl nicht ganz selten unseren Heilbestrebungen Gleichgiltigkeit oder sogar mehr oder weniger offener Widerstand seitens der Behandelten entgegengesetzt worden ist, so haben doch die Letzteren im Grossen und Ganzen der Behandlung Vertrauen entgegengebracht und dieselbe durch Willigkeit und Einsicht unterstützt. Auch mancher beim Scheiden aus der Anstalt ausgesprochene Dank für die im allgemeinen recht mühsame Behandlung war ein Beweis dafür, dass die Freude über die Wiedererlangung gesunder Glieder den Verlust der Rente gern verschmerzen lässt.

Durch vielfache Vertrauensbeweise und Anerkennungen von massgebender und sachverständiger Seite sind Verwaltung und Ärzte der Anstalt in ihrer Thätigkeit gekräftigt und ermuthigt worden. Das Bewusstsein, für eine wichtige und segensreiche Einrichtung zu arbeiten, hat uns unverständige und gehässige Angriffe mit Gleichmuth tragen lassen. Der beste Lohn für uns waren die erzielten Erfolge und das stetig wachsende Vertrauen, welches die junge Anstalt in berufsgenossenschaftlichen Kreisen, bei Schiedsgerichten, sowie bei verschiedenen Behörden geniesst und sich zu erhalten bemüht sein wird.

Die nachfolgende Zusammenstellung unseres Arbeitsmaterials, welches in Anbetracht der kurzen Zeit ein recht reichliches zu nennen ist, soll zunächst die Frequenz der Anstalt bringen, sodann über die bis zum 31. Mai abgeschlossenen Behandlungen im Allgemeinen berichten und zum Schlusse eine tabellarische Aufstellung der Krankengeschichten (in gekürzter Form) sämmtlicher bisher Entlassenen geben.

Frequenz der Heimstätte.

Vom 2. Januar bis 31. Mai 1891 wurden

aufgenommen	131	Verletzte
entlassen	82	»
blieben mithin als Bestand am 4. Juni:	49	Verletzte.

Entsprechend dem Ueberwiegen der Verletzten aus dem Fuhrwerksbetriebe, in welchem die Art des zur Entschädigung kommenden Unfalles (Ueberfahren, Hufschlag) fast regelmässig einen Knochenbruch herbeiführt, ist die Zahl der behandelten *Knochenbrüche* im Verhältniss zu den anderen Verletzungen eine ausserordentlich hohe; neben 66 Knochenbrüchen sind nur 16 anderweitige Verletzungen zur Nachbehandlung gekommen, und zwar waren dies 6 Contusionen, 4 Verrenkungen, 5 Weichtheilwunden und 2 Verstauchungen.

Auf die verschiedenen Körpertheile entfallen die genannten Verletzungen in folgender Weise:

1. *Knochenbrüche.*
   a) einfache, d. h. ohne Weichtheilwunden 47
   b) *complicirte*, d. h. mit Weichtheilwunden 19
2. *Contusionen* 5
3. *Weichtheilwunden* 5
4. *Verrenkungen* (sämtlich im Schultergelenk) 4
5. *Verstauchungen* 2

Entsprechend der Schwere der Unfälle geschah die Behandlung der ersten directen Folgen der Verletzung fast ausnahmslos in Krankenhäusern, in welchen die Aufnahme meist am Tage des Unfalls erfolgte.

Was dagegen die Lösung des zweiten Theiles der ärztlichen Aufgabe, die Beseitigung der *mittelbaren*, erst im Verlaufe der primären Behandlung hervortretenden oder nach Heilung des verletzten Theiles zurückbleibenden *Folgen der Verletzung* betrifft, deren Bestehen häufig die alleinige Ursache der verminderten oder aufgehobenen Erwerbsfähigheit ist, so zeigt unsere Erfahrung, dass kaum die Hälfte der Verletzten nach der Entlassung aus dem Krankenhause die entsprechende andauernde ärztliche Behandlung gefunden hat. Oefters sind nachweislich viele Monate unbenutzt vorübergegangen und zwar leider meist die wichtigste Zeit für den Ausgleich der bestehenden Functionsstörungen, sowie für die Fernhaltung der in Folge längerer Ruhigstellung oder unzweckmässigen Gebrauches verletzter Glieder eintretenden krankhaften Veränderungen. Verwachsungen der Knochen und Gelenke, Schrumpfungen der Bänder und Kapseln, Muskelschwund und Lähmungen waren die Folgen von Verletzungen, welche durch rechtzeitige consequente Anwendung namentlich der mechanischen Heilmittel zur Heilung hätten geführt werden können. Die Ursachen hierfür liegen in den Verhältnissen. Die ausreichende Versorgung der meist vorzeitig aus den überfüllten Krankenhäusern entlassenen Verletzten ist für den ohnehin überbürdeten Kassenarzt ein Ding der Unmöglichkeit. Er ist gewöhnlich[1] ausser Stande, die zeitraubende, ohne besondere Einrichtungen nur unvollkommen durchführbare mechanische Behandlung selbst durchzuführen und daher genöthigt, dieselbe Leuten zu überlassen, welche als sogenannte Masseure, meist ohne genügendes Verständniss und Wissen, ihr Unwesen treiben. Die Mitwirkung des Patienten, dem der Rath gegeben wird, seine beschädigten Glieder in bestimmter Weise zu üben, lässt begreiflicher Weise viel zu wünschen übrig, die Behandlung zieht sich in die Länge und kostbare Zeit geht verloren. Erst in neuerer Zeit ist hierin, namentlich durch die Wirksamkeit der medico-mechanischen Institute, eine Wendung zum Besseren eingeleitet worden.

Im Zusammenhang mit dem eben Erörterten steht, dass der Zeitpunkt des Beginnes der Behandlung in der Heimstätte ein relativ sehr später ist. *Durchschnittlich erfolgte bei unseren 82 Entlassenen die Aufnahme in die Heimstätte erst im 12.—13 Monat nach der Verletzung.* Die Aufnahmezeit schwankte zwischen dem 3. und 63. Monate nach der Verletzung.

Die Dauer der Heimstättenbehandlung schwankte bei den bisher Entlassenen zwischen 2 und 124 Tagen. Sie beträgt *durchschnittlich 53,1 Tage*, also ungefähr $7^1/_2$ Woche. Viele von den Behandelten verlangten ihre Entlassung, sobald sie nur einigermaassen zu leichter Arbeit fähig waren. Zuweilen geschah die Entlassung vorzeitig und gegen den dringenden ärztlichen Rath. Der durch länger dauernde Erwerbsunfähigkeit veranlasste Rückgang in den häuslichen Verhältnissen besonders der verheirateten Verletzten, zu dessen Abwendung die gesetzliche Höhe der Entschädigungsrente nicht selten sich als unzureichend erweist, ist für die frühe Entlassung in allerdings vereinzelten Fällen bestimmend gewesen, und hat es mitunter besondere Mühewaltung erfordert, um ein für den Verletzten, wie für die betreffende Berufsgenossenschaft gleich schädliches Abbrechen der Kur zu verhindern.

---

[1] Wie Dr. Schütz im »Kompass« auch erwähnt.

Ueber die Erfolge der Behandlung in der Heimstätte giebt die nachfolgende Tabelle im Einzelnen Auskunft. Aus derselben ist auch gleichzeitig zu ersehen, wie sich die Abschätzung der Erwerbsfähigkeit vor und nach der Behandlung gestaltet hat.

Von 80 Entlassenen (2 müssen hier ausser Betracht kommen, da die betreffenden genauen Zahlen nicht zur Hand sind) erlangten 10 ihre *volle Erwerbsfähigkeit* wieder. 17 behielten, z. Th. auch nur vorübergehend (mit sogenannter Schonungsrente entlassen), einen geringen Verlust an Erwerbsfähigkeit (bis $^1/_4$ Erwerbsunfähigkeit).

Erhebliche Besserungen wurden in *32 Fällen* erreicht, und zwar gelang es, die Erwerbsfähigkeit zu erhöhen:

in 2 Fällen um 100 pCt.
» 2 » » 80 »
» 6 » » 75 »
» 1 Fall » 70 »
» 4 Fällen » $66^2/_3$ »
» 8 » » 60 »
» 1 Fall » 55 »
» 9 Fällen » 50 »

In weiteren *15 Fällen* wurden Erhöhungen der Erwerbsfähigkeit um 25—45 pCt. erreicht,

in ferneren *14 Fällen* um 10—20 pCt.
» » *5* » um noch etwas weniger als 10 pCt.
» » *8* » war der Erfolg = 0 oder doch nicht so gross, dass sich dadurch eine Erhöhung der Erwerbsfähigkeit begründen liess.

Durchschnittlich betrug die *Erhöhung der Erwerbsfähigkeit*, wenn die 8 ohne Erfolg behandelten Fälle mit eingerechnet werden, 37,6 pCt.

Bei 5 Verlezten machte sich bei der Entlassung eine *Erhöhung* der Rente notwendig.

Es sind dies die unter No. 52, 53, 54, 79 und 80 aufgeführten Pfleglinge. 2 von ihnen (No. 52 und No. 80) hatten vor ihrer Aufnahme Berufung gegen die frühere Abschätzung ihrer Arbeitsfähigkeit eingelegt und waren vom Schiedsgericht zur Beobachtung bezw. Revision der Rentenfestsetzung geschickt worden. In dem dritten Falle (No. 79) erwies sich gleichfalls die frühere Abschätzung als um ein Geringes zu niedrig. Der vierte (No. 53) wurde gleichfalls zur Beobachtung (wegen Blutspeiens) geschickt und musste als für die Behandlung ungeeignet entlassen werden. Der fünfte endlich (No. 54), welcher an den Folgen eines Knöchelbruches zur Behandlung kam, litt an öfter wiederkehrenden Gelenkentzündungen, machte in der Anstalt einen sehr hartnäckigen Anfall davon durch, der jeder Behandlung trotzte, und musste deswegen als vorläufig gänzlich erwerbsunfähig entlassen werden.

Bei den 8 Verletzten, bei denen die Rente nach der Entlassung nicht von der ursprünglichen Höhe herabgesetzt werden konnte (siehe No. 47—51 und 76—78), sind die Gründe für das Ausbleiben des Erfolges angegeben. Einer von ihnen litt an traumatischer Neurose, einer Nervenkrankheit, die im Ganzen 4 mal beobachtet wurde (siehe No. 50, 62, 80 und 82), bei einem zweiten und dritten (No. 47 und 77) war nur von einer Operation, die aber verweigert wurde, noch Erfolg zu erwarten; bei einem vierten (No. 78) was das vorgeschrittene Alter als hauptsächlicher Grund für die ausbleibende Besserung anzusehen. Wie aus der Tabelle gleichfalls ersichtlich ist, wurden zur Behandlung ungeeignete Fälle, alsbald nachdem sich dies herausgestellt hatte, entlassen (siehe z. B. No. 50 und 51).

Um nicht missverstanden zu werden, wollen wir zum Schlusse noch bemerken, dass wir in der Differenz zwischen den Rentenfestsetzungen vor und nach der Behandlung durchaus nicht den einzigen, auch nicht einmal einen immer verlässlichen Massstab für die Beurtheilung der durch die Behandlung erzielten Erfolge erblicken, sondern nur aus praktischen Gründen denselben als Eintheilungsprinzip gewählt haben.

Nieder-Schönhausen, d. 3. Juni 1891.

Dr. G. Schütz.

TABELLEN.

Tabellarische Aufstellung der Krankengeschichten lassenen

Lfd. No.	Aufn. No.	Name, Stand (des Verletzten)	Alter (des Verletzten)	Berufs-Genoss. (des Verletzten)	Tag des Unfalls.	Art der Verletzung.	Art und Dauer der bisherigen Behandlung.
1	6	Karl H., Kutscher aus Berlin.	38	Fuhrwerks-Ber. IV. 38.	27. 7. 1890.	Beim Steineabladen (Anstemmen gegen einen Hebebaum). Bruch des rechten Schlüsselbeins.	Krankenhaus 28. 7.—1. 9. 90, später 3 mal wöchentlich massirt.
2	8	Franz D., Kutscher.	25	Fuhrwerks-Ber. III. 7.	4. 8. 1890.	Ueberfahren. Complic. Bruch des recht. Schienbeins.	Krankenhaus $2^{1}/_{2}$ Monate.
3	26	August N., Kutscher aus Schöneberg.	33	Fuhrwerks-Ber. IV. 201.	30. 8. 1890.	Fall vom Wagen, Quetschung. Bruch des recht. Schienbeins.	Krankenhaus $2^{1}/_{2}$ Monate, später Massage.
4	30	Friedrich Sch., Geschirrführer aus Leipzig.	31	Fuhrwerks-Ber. XXX. 564.	16. 9. 1890.	Ueberfahren. Complic. Bruch des linken Unterschenkels.	Krankenhaus 6 Wochen, mit 2 Stöcken entlassen, später poliklinisch massirt und electrisirt.
5	20	Karl W., Geschirrführer aus Leipzig-Lindenau.	51	Fuhrwerks-Ber. XXX. 992.	24. 2. 1890.	Ueberfahren. Zweifacher complicirter Bruch des rechten Oberschenkels.	Krankenhaus $^{1}/_{4}$ Jahr, dann Massage.

* Als einzige Erläuterung der nachstehenden Tabelle sei vorausgeschickt, dass in der Fällen fortgelassen sind, in denen das letztere bei der Aufnahme und bei der Entlassung

der 82 bis 31. Mai 1891 aus der Heimstätte ent-
Verletzten.*

Aufnahme in die Heimstätte.	Zustand bei der Aufnahme in die Heimstätte.	Entlass. Dauer.	Erfolg, Zustand bei der Entlassung, Bemerkungen.	Rente	
				vorher %.	nachher %.
2. 1. 1891. im 6. Mon. nach der Verletzung.	Feste Vereinigung bei mässiger Verschiebung der Bruchenden. Beweglichkeit in der rechten Schulter beschränkt, Knarren bei Bewegungen: Kraft der rechten Hand bedeutend schwächer als links. Schmerzen in der Schulter und Bruchstelle bei schwerem Heben.	24. 2. 1891. 54 Tage.	Gewichtszunahme: 146—156 Pfd. Bruchstelle nicht druckempfindlich, Beweglichkeit ganz ausgiebig. Zu allen Arbeiten fähig. — Uebertreiber, renitent.	100	0 Schonungsrente 15—20 pCt. 6—8 Wochen.
2. 1. 1891. im 5. Mon. n. d. V.	Schwäche des rechten Beines, Schmerzen im Knie- und Fussgelenk; das letztere geschwollen und nur in geringem Grade beweglich. Herabsetzung des Gefühls auf dem Fussrücken.	3. 2. 1891. 33 Tage.	Bein gekräftigt, Schmerz beseitigt, Fussgelenk abgeschwollen, normal beweglich. Brennendes Gefühl auf dem Fussrücken. Wadenumfang nur noch 0,3 cm. geringer.	100	0 Sch. R. 10—15 pCt. 8 Wochen.
20. 1. 1891. im 5. Mon. n. d. V.	Schwäche des rechten Beines, Schmerzen an der Bruchstelle beim Gehen, leichtes Hinken. Verkürzung des r. Unterschenkels um 1 1/2—2 cm in Folge mässiger Einknickung an der noch stark geschwollenen Bruchstelle.	24. 2. 1891. 36 Tage.	Bein kräftiger. Selbst bei Anstrengung keine Schmerzen mehr. Arbeitsfähig; weitere Besserung in 1/4 Jahr zu erwarten.	100	20 auf 3 Mon.
31. 1. 1891. im 5. Mon. n. d. V.	Kraft des Beines vermindert. Schmerzen beim Stehen und Gehen; letzteres nur 1/2 Stunde möglich. Druckempfindlichkeit der Bruchstellen.	14. 3. 1891. 43 Tage.	Bein wesentlich kräftiger; Schmerzen geringer, nur noch bei belastetem Gehen und Stehen. Gehen ausdauernder. Gewichtszunahme: 145—154 Pfd.	100	20 auf 1/4 Jahr.
12. 1. 1891. im 11. Mon. n. d. V.	Schwäche des rechten Beines, besonders beim Steigen. Verkürzung des Oberschenkels um 3 cm durch Verchiebung der Bruchenden. Beweglichkeits-Einschränkung im r. Knie- und Fussgelenk.	21. 2. 1891. 41 Tage.	Erhebliche Kräftigung der Beinmuskeln. Keine Schmerzen mehr, selbst bei Belastung des Beines. Wesentliche Besserung der Beweglichkeit in den Beingelenken. Gewicht: 141—143 Pfd.	100	25 auf 1/4 Jahr; 10 dauernd.

drittletzten Spalte derselben Angaben über die Höhe des Köpergewichtes nur in solchen gleich war.

Lfd. No.	Aufn. No.	Name, Stand	Alter	Berufs-Genoss.	Tag des Unfalls.	Art der Verletzung.	Art und Dauer der bisherigen Behandlung.
		des Verletzten.					
6	21	Franz H., Kutscher aus Berlin.	24	Fuhrwerks-Ber. IV. 1866.	27. 8. 1890.	Beim Abladen einer Tonne Bier. Bruch des linken Schienbeins und beider Knöchel des l. Unterschenkels.	Krankenhaus 13 Wochen, mit Stock entlassen, später 2–3 mal wöchentlich massirt.
7	41	Hermann W., Geschirrführer aus Gohlis.	29	Fuhrwerks-Ber. XXX. 863.	19. 9. 1890.	Ueberfahren. Quetschung des l. Fusses. Verstauchung der Gelenke des Mittelfusses.	Häusliche Behandlung. Schiene, Eis, dann Massage.
8	47	Herm. M., Arbeiter aus Möhringen.	39	Fuhrwerks-Ber. VI. 551.	23. 5. 1890.	Vom Wagen gefallen. Anfang Mai 1890 angeblich Schulterquetschung (links). Am 23. 5. Bruch der linken Speiche.	Krankenhaus vom 23. 5.–9. 6. 90 und vom 27. 8.–25. 9. 90, dann Massage (ärztl.).
9	58	Karl W., Arbeiter aus Güstrow.	42	Fuhrwerks-Ber. XXXIV. 545.	6. 5. 1889.	Schlag durch eine Wagenachse. Complic. Bruch des rechten Unterschenkels.	Krankenhaus $4^1/_2$ Woche, Klinik $^1/_4$ Jahr. Mit 2 Krücken entlassen. Keine weitere Behandlung.
10	60	Friedr. W., Fuhrknecht aus Barmen.	28	Fuhrwerks-Ber. XXI. 58.	27. 1. 1890.	Ueberfahren. Bruch des linken Unterschenkels.	7 Monate im Krankenhaus Barmen bis 26. 8. 90. (Falsches Gelenk,) Bruchenden nicht vereinigt. Krankenhaus Elberfeld vom 4. 9. 90—24. 2. 91. Einschlagen von Elfenbeinstiften.

Aufnahme in die Heimstätte.	Zustand bei der Aufnahme in die Heimstätte.	Entlass. Dauer.	Erfolg, Zustand bei der Entlassung, Bemerkungen.	Rente vorher %.	Rente nachher %.
12. 1. 1891. im 5. Mon. nach der Verletzung.	Linker Unterschenkel 2 cm verkürzt, Verdickung der Bruchstellen, mässige Abmagerung der Muskeln des linken Beines. Beugung im Knie, sowie Drehbewegungen im Fussgelenk beschränkt. Schmerzen im Fussgelenk beim Gehen.	17. 3. 1891. 65 Tage.	Besserung der Beweglichkeit, Muskelkraft erheblich gewachsen. Bei Belastung Schmerzen noch vorn im Fussgelenk (Knochenverschiebung im Gelenk). — Zum Fahr- und Stalldienst tauglich. Kann noch nicht Schweres heben. Gewichtszunahme: 119—122 Pfd.	100	25 auf $^1/_4$ Jahr.
9. 2. 1891. im 5. Mon. n. d. V.	Schmerzen in den Gelenken des linken Mittelfusses und in der Sohle beim Gehen sowohl wie auf Druck. Beweglichkeit sämmtlicher Beingelenke normal.	17. 3. 1891. 37 Tage.	Nachlass der Schmerzen. Zu leichtem Fahrdienst fähig. Gewichtszunahme: 145—148 Pfd.	100	25 auf $^1/_4$ Jahr.
16. 2. 1891. — im 9. Mon. n. d. V.	Erheben des linken Oberarms mühsam und langsam aber vollständig Faustschluss nicht möglich, die Finger bleiben 1—2 cm vom Handteller entfernt. Armkraft links stark herabgesetzt. Totale Gefühllosigkeit auf dem linken Oberarm wird behauptet.	11. 4. 1891. 55 Tage.	Faustschluss activ vollkommen. Gefühl am linken arm nur in kleinen Bezirken etwas herabgesetzt. Simulant.	100	25
25. 2. 1891. im 22. Mon. n. d. V.	R. Unterschenkel 4 cm verkürzt, beide Bruchstellen stark verdickt. Muskeln schwächer als links. Fussgelenk um c. $^1/_3$ in der Beweglichkeit beschränkt. Keine Schmerzen, am Gehen nicht behindert, kann keine Lasten tragen.	3. 3. 1891. 7 Tage.	Will leichte Arbeit thun, auf Wunsch entlassen. Hohe Sohle empfohlen.	100	25 auf $^1/_2$ Jahr.
25. 2. 1891. im 13. Mon. n. d. V.	Beweglichkeit der Bruchenden gegen einander nicht mehr zu konstatieren. Verkürzung ca. $1^1/_2$ cm. Beträchtlicher Muskelschwund. Gang unsicher, schmerzhaft.	9. 4. 1891. 44 Tage.	Bei den Uebungen zeigte der Unterschenkel Neigung, sich an der Bruchstelle einzubiegen, mit schwacher Klumpfussstellung des Fusses. Durch redressierenden Verband wurde diese Neigung beseitigt und mit einem Schienenstiefel, welcher der Einbiegung durch Zug entgegen arbeitet, sicherer und schmerzloser Gang erziehlt.	100	$33^1/_3$

Lfd. No.	Aufn. No.	Name, Stand des Verletzten	Alter des Verletzten	Berufs-Genoss. des Verletzten	Tag des Unfalls.	Art der Verletzung.	Art und Dauer der bisherigen Behandlung.
11	75	August S., Arbeiter aus Ehrenfriedersdorf.	51	Fuhrwerks-Ber. XXX. 223.	Herbst 1888.	Ueberfahren. Bruch des l. Unterschenkels.	Krankenhaus zu E. 3/4 Jahr, später 1 Jahr lang ärztlich massirt u. electr. (verzögerte Consolidirung der Bruchstellen).
12	84	Herm. W., Knecht aus Halberstadt.	45	Fuhrwerks-Ber.-Gen. XI. 230.	26. 11. 1890.	Der linke Arm beim Fall in das Rad geraten. Bruch des linken Oberarms.	Im Krankenhause vom 26. 11. 90—10. 1. 91 dann Massage (ärztl.).
13	1	Gottlieb H., Kutscher aus Züllichau.	30	Fuhrwerks-Ber.-Gen. V. 937.	24. 6. 1890.	Tritt eines Pferdes. Knochenbruch des rechten Unterschenkels.	Krankenhaus 7 Wochen, dann 10 Wochen zu Hause arbeitsunfäh., s. 20. 10. leichte Arbeit.
14	16	Friedrich K., Kutscher aus Berlin.	48	Fuhrwerks-Ber.-Gen. IV. 1050.	13. 4. 1889.	Hufschlag. Bruch der rechten Kniescheibe.	Häusliche Behandlung (2 Gypsverbände) dann Massage (ärzl.).
15	37	Wilhelm L., Rollkutscher aus Stettin.	54	Fuhrwerks-Ber.-Gen. VI. 501.	7. 9. 1890.	Fall auf das Pflaster vom Wagen. Doppelter Bruch des linken Oberschenkels.	7. 9.—22. 12 im Krankenhaus (2 Streckverbände je 4 Wochen 1 Gypsverband 2 Wochen), 3 Wochen massirt (ärztl.).
16	39	Carl G., Kutscher aus Stettin.	49	Fuhrwerks-Ber.-Gen. VI. 499.	9. 9. 1890.	Fall von Frachtkisten auf den rechten Unterschenkel. Complicirter Splitterbruch desselben, Oberschenkelbruch.	9. 9. 90—22. 1. 91 im Krankenhaus (3 Gypsverbände je 4 Wochen).

Aufnahme in die Heimstätte.	Zustand bei der Aufnahme in die Heimstätte.	Entlass. Dauer.	Erfolg, Zustand bei der Entlassung, Bemerkungen.	Rente vorher %.	Rente nachher %.
9. 3. 1891. ca. 30 M. nach der Verletzung.	Druckempfindlicher Kallus an beiden Unterschenkelknochen. Verkürzung um c. 1,5 cm. Schwäche des Beines, Gehen sehr erschwert, mit Stock. Elender Kräftezustand.	28. 5. 1891. 81 Tage.	Bein sehr gekräftigt, geht ohne Stock. Körper-Gewicht: 103—112.	100	$33^1/_3$
23. 3. 1891. im 4. Mon. n. d. V.	Starke Steifigkeit der linken Schulter. Aktive Erhebung des Oberarms seitwärts um einen halben rechten Winkel. Schmerzen beständig.	31. 5. 1891. 69 Tage.	Die Steifigkeit des Schultergelenks war nur wenig zu beeinflussen. Seitliche Erhebung des Oberarms activ 70°. Heilverfahren beendet.	100	$33^1/_3$
2. 1. 1891. im 7. Mon. n. d. V.	Mässige Schwäche des rechten Beines.	4. 1. 1891. 3 Tage.	Auf Wunsch unter freiwilligem Verzicht auf die Rente entlassen, arbeitsfähig.	60	0
9. 1. 1891. im 21. Mon. n. d. V.	Zwischen den beiden Bruchstücken der Kniescheibe ein Spalt von 3 cm (bei Streckung.) Beugung ca. 45°. Schwäche des Beines, vorübergehend Schmerzen.	18. 4. 1891. 100 Tage.	Kniegelenkbeugung jetzt 75°. Kann einen vollen Wassereimer tragen. Bein gekräftigt. Schmerzen beseitigt.	100	40
9. 2. 1891. im 6. Mon. n. d. V.	Verkürzung des Oberschenkels um 2 cm. Aktive Beugung im Hüft- u. Kniegelenk je 60°. Geht am Stock. Schmerzen beim Gehen. Schwäche des Beines. Steifigkeit des linken Schultergelenks. Aktive Erhebung des Oberarms nur bis zum rechten Winkel. Kraft der linken Hand abgeschwächt.	29. 4. 1891. 80 Tage.	Der Oberschenkel kann fast bis zum rechten Winkel erhoben werden (80°), das Kniegelenk über denselben hinaus noch ca. 10° gebeugt werden. Schultersteifigkeit ziemlich beseitigt. Zur Erhebung des Oberarms bis zur Senkrechten fehlen ca. 20°. Händedruck beiderseits gleich. Schmerzen beim Gehen nicht ganz geschwunden.	100	40
9. 2. 1891. im 5. Mon. n. d. V.	Starke Narbenbildung am Unterschenkel teils von den Quetschwunden teils von Incisionen herrührend. Beide Unterschenkelknochen unregelmässig gestaltet, höckerig. Verkürzung ca. 3 cm. Bewegl. im Kniegelenk mässig, im Fussgelenk stark beeinträchtigt. Kann nur am Stock gehn unter starken Schmerzen. Steifigkeit im rechten	9. 5. 1891. 90 Tage.	Geht ohne Stock mit Stiefel mit erhöhter Sohle ohne Schmerzen. Kniegelenk frei beweglich. Fussgelenk gebessert. Kraft des Beins bei Beugung des Kniegelenks schon erheblich. Steifigkeit des Schultergelenks vollkommen beseitigt. Körpergewicht: 141—134.	100	40

Lfd. No.	Aufn. No.	Name, Stand (des Verletzten)	Alter (des Verletzten)	Berufs-Genoss. (des Verletzten)	Tag des Unfalls.	Art der Verletzung.	Art und Dauer der bisherigen Behandlung.
17	49	Fritz S., Arbeiter aus Glauchau.	59	Fuhrwerks-Ber.-Gen. XXX. 2419.	4. 7. 1890.	Fall auf die linke Schulter. Verrenkung derselben.	11 Wochen im Krankenhaus, darauf keine Behandlung mehr.
18	53	Karl W., Arbeiter aus Reinickendorf.	39	Fuhrwerks-Ber.-Gen. IV. 5570.	30. 6. 1890.	Quetschung durch einen Lastwagen. Bruch des rechten Oberschenkels.	Krankenhaus 30. 6. 90—23. 1. 91. Bei den ersten Gehversuchen neuer Bruch.
19	56	Heinrich K., Kutscher aus Unterbredow.	39	Fuhrwerks-Ber.-Gen. VI. 145.	22. 6. 1890.	Ueberfahren. Bruch des recht. Unterschenkels.	Häusl. Behandlung. Gypsverband 8 Wochen, später electrisirt.
20	24	Gottlieb M., Kutscher aus Leipzig.	44	Fuhrwerks-Ber.-Gen. XXX. 3508.	24. 4. 1890.	Ueberfahren. Bruch des recht. Oberschenkels mit theilweiser Verrenkung des Kniegelenks.	Krankenhaus 6 Wochen, mit Krücken entlassen, seitdem nicht behandelt.
21	2	Wilhelm P., Arbeiter aus Stettin.	53	Fuhrwerks-Ber.-Gen. VI. 579.	28. 5. 1890.	Fall einer Erdscholle auf den Unterschenkel. Complicirter Splitterbruch des rechten Unterschenkels.	28. 5.—27. 7. 1890 im Krankenhaus.

Aufnahme in die Heimstätte.	Zustand bei der Aufnahme in die Heimstätte.	Entlass. Dauer.	Erfolg, Zustand bei der Entlassung, Bemerkungen.	Rente vorher %.	Rente nachher %.
	Schultergelenk. Erhebung seitwärts ca. 30° über die Horizontale Oberschenkelbruch ohne Folgen.				
17. 2. 1891. im 8. Mon. nach der Verletzung.	Linkes Schultergelenk etwas in der Seitwärtserhebung beeinträchtigt. Entzündungsreste im Handgelenk. Mässiger Muskelschwund. Schwäche des Arms, Schmerzen bei Bewegungen.	2. 5. 1891. 75 Tage.	Linkes Schultergelenk besser beweglich, noch nicht normal. Knirschen im Handgelenk beseitigt. Gewichts-Zunahme 123—125.	100	40
23. 2. 1891. im 8. Mon. n. d. V.	Sehr starker Kallus in der Mitte des Oberschenkels, Verkürzung c. 4—5 cm (erhöhte Sohle), Beugung im Kniegelenk 100°. Schmerzen in der Bruchstelle und im Fussgelenk beim Gehen.	28. 5. 1891. 95 Tage.	Beugung im Kniegelenk um 10—20° vermehrt, Schmerzen nur noch beim Treppensteigen etc. Gehen ausdauernder. Körper-Gewicht: 149—154.	100	40
24. 2. 1891. im 9. Mon. N. d. V.	Schmerzen und Schwäche im rechten Bein.	14. 3. 1891. 19 Tage.	Kräftigung des Beines. Vorzeitige Entlassung auf Wunsch.	100	40 auf 1/4 Jahr.
15. 1. 1891. im 9. Mon. n. d. V.	Schwäche, leichte Ermüdung des r. Beines. Fehlerhafte Stellung der Bruchenden, dadurch entstandene Drehung des Unterschenkels im Knie und Verkürzung des Oberschenkels um 2 cm. Im Knie nur 70° Beugung möglich. Schmerzen im Bein beim Steigen.	31. 1. 1891. 17 Tage.	Bein gekräftigt. Beugefähigkeit des Knies auf 90° gestiegen. Längeres Gehen u. Stehen schmerzfrei.	75	20 auf 4 Mon.
2. 1. 1891. im 8. Mon. n. d. V.	Unebene höckerige Oberfläche des Schienbeins über dem inneren Knöchel, über dem äusseren Knöchel Einsenkung im Wadenbein. An der Aussen- und Innenseite je eine ca. 10 cm lange Narbe. Verkürzung 4 cm. Mangelhafte Beweglichkeit im Fussgelenk. Starke Schmerzhaftigkeit, Gefühl stark herabgesetzt. Unterschenkel noch geschwollen.	26. 2. 1891. 56 Tage.	Besserung der Beweglichkeit des Fussgelenks. Heilverfahren abgeschlossen. Gewichts-Zunahme 124—128 1/2 Pfd.	100	50

Lfd. No.	Aufn. No.	Name, Stand (des Verletzten)	Alter (des Verletzten)	Berufs-Genoss. (des Verletzten)	Tag des Unfalls.	Art der Verletzung.	Art und Dauer der bisherigen Behandlung.
22	11	Gustav P., Stallwärter aus Berlin.	49	Fuhrwerks-Ber.-Gen. IV. 2202.	23. 6. 1890.	Hufschlag. Gelenkbruch des linken Ellbogengelenks.	Häusliche Behandlung. Gypsverband, 14 Tage später Massage und passive Bewegungen (ärztl.).
23	31	August P., Kutscher aus Berlin.	42	Fuhrwerks-Ber.-Gen. IV. 1018.	5. 6. 1890.	Ueberfahren. Complicirter Bruch des linken Unterschenkels.	Krankenhaus $11\frac{1}{2}$ Wochen. Bei der Entlassung Gehen mühsam an 2 Stöcken Massage durch den Genossenschaftsarzt bis zur Aufnahme.
24	33	Gustav Sch., Arbeiter aus Forst i. L.	32	Fuhrwerks-Ber.-Gen. V. 58	29. 7. 1889.	Ueberfahren. Complicirte Splitterfractur des linken Unterschenkels.	Krankenhaus 29. 7. 89—12. 1. 90. Eis, Gypsverbände, Einreibungen.
25	36	Wilhelm B., Knecht aus Misdroy.	21	Fuhrwerks-Ber.-Gen. VI. 842.	18. 7. 1890.	Quetschung durch einen Geldschrank. Mehrfache Rippenbrüche. Contusion des Brustkorbs.	Häusliche Behandlung. Ruhe, Umschläge.
26	40	Friedrich R., Postillon aus Gröningen.	55	Fuhrwerks-Ber.-Gen. XI. 875.	15. 9. 1890.	Ueberfahren. Splitterbruch der rechten Kniescheibe.	Chirurgische Privatklinik (2 Mon.). Knochennaht der Kniescheibe, 6 Wochen Schienenverband. Dann Massage und passive Bewegungen von einer Krankenpflegerin.

Aufnahme in die Heimstätte.	Zustand bei der Aufnahme in die Heimstätte.	Entlass. Dauer.	Erfolg, Zustand bei der Entlassung, Bemerkungen.	Rente vorher %.	Rente nachher %.
3. 1. 1891. im 7. Mon. nach der Verletzung.	Bruch des Speichenköpfchens und des äusseren Gelenkknorrens des Oberarms. Beugung des Ellbogengelenks bis zum rechten Winkel. Streckung bis auf fehlende 45°. Steifigkeit im r. Schultergelenk (Erhebung des Oberarms bis ca. 15° über die Horizontale. Handgelenksbewegung ebenfalls beeinträchtigt. Ankylose des Gelenks zwischen Speiche und Elle (Drehbewegung im Vorderarm = 0).	28. 2. 1891. 57 Tage.	Beugung des Ellbogengelenks bis 30° über den recht. Winkel. Beweglichkeit im Schultergelenk wesentlich gebessert. Drehbewegung im Unterarm nicht herbeizuführen. Heilverfahren beendet.	100	50
2. 2. 1891. im 8. Mon. n. d. V.	Fussgelenk verdickt. Mehrere Narben, Verdickung der Knöchel. Verkürzung c. 1,5 cm. Mässige Muskelatrophie. Beweglichkeit des Fussgelenks sehr beeinträchtigt. Starke Schmerzen beim Gehen und bei der Massage angegeben.	24. 4. 1891. 82 Tage.	P. erschwerte die Behandlung fortdauernd durch widerwilliges Verhalten. Wurde entlassen, weil er schliesslich allen ärztl. Anordnungen (Massage, feuchte Compressen, Bettruhe) Widerstand entgegensetzte. K.-G. 145 153.	100	50
3. 2. 1891. im 19. Mon. n. d. V.	Bruchstellen verdickt, mässige Verschiebung der Knochenenden, ca. 2 cm Verkürzung. Geringe Atrophie der Muskeln. Beweglichkeit im Fussgelenk beschränkt. Schmerzen beim Gehen.	28. 3. 1891. 54 Tage.	Kräftigung des Beines, Wiederherstellung der Beweglichkeit des Fussgelenks. Gewichts-Zunahme von 160—170 Pfd.	50	0 Für 3 Mon. 20
9. 2. 1891. im 7. Mon. n. d. V.	Schmerzen u. Stiche in der Brust. Oefters auftretender Luftmangel. Einsenkung an der linken 9. Rippe, theilweise Lähmung der l. Seite. Scheues, weinerliches Wesen, eingenommener Gesichtsausdruck.	25. 3. 1891. 45 Tage.	Schwäche des l. Armes und l. Beines beseitigt. Psychisches Verhalten ganz frei. Arbeitsfähig. Gewichts-Zunahme von 130—140 Pfd.	50	0 Für 8 Wochen 20
9. 2. 1891. im 5. Mon. n. d. V.	Operationsnarbe. Aktive Beugung im Kniegelenk ca. 20°—30°, mässige Muskelatrophie. Beweglichkeit des rechten Oberarms nach hinten und oben beeinträchtigt. Kann nicht lange sitzen wegen auftretender Schmerzen.	12. 5. 1891. 93 Tage.	Active Beugung des Kniegelenks erreicht fast den recht. Winkel (80°). Kann andauernder sitzen. Klagt nur noch über Schwäche des Beins. Schmerzen geschwunden. Rechtes Schultergelenk normal beweglich. K.-G. 117—124.	100	40 50

Lfd. No.	Aufn. No.	Name, Stand des Verletzten.	Alter des Verletzten.	Berufs-Genoss. des Verletzten.	Tag des Unfalls.	Art der Verletzung.	Art und Dauer der bisherigen Behandlung.
27	70	Christoph T., Geschirrführer aus Tanna.	49	Fuhrwerks-Ber. XXXV. 1217.	3. 5. 1890.	Ueberfahren. Complicirter Bruch des linken Oberschenkels (innerer Gelenkknorren am Kniegelenk).	Häusliche Behandlung. Von der 9. Woche an ca. 2 Mon. hindurch jeden zweiten Tag passive Bewegungen. Seit Ende 1890 ohne Behandlung.
28	81	Johann H., Kutscher aus Stettin.	47	Fuhrwerks-Ber. VI.	8. 12. 1890.	Gegen einen Thorpfeiler geschleudert. Bruch des linken Schlüsselbein.	9. 12.- 24. 12. 1890 im Krankenhause. 4 Wochen Verband, dann nur mit Einreibungen behandelt.
29	65	Johannes M., Kutscher aus Frankfurt a. M.	49	Fuhrwerks-Ber. XIX.	Decbr. 1890.	Hufschlag. Complicirter Bruch des linken Oberschenkels dicht über dem Knie.	16. 12. 89.—23. 9. 90 im Krankenhaus. Im Frankfurter medico-mechanischen Institut behandelt October 1890 und 12. 1.—12. 2. 91.
30	78	Hermann D., Arbeiter aus Schneidemühl.	22	Fuhrwerks-Ber.	23. 9. 1890.	Im epilept. Anfall vom Wagen gestürtzt, überfahren. Umdrehung des in das Rad geratenen Arms, Verrenkung im r. Schultergelenk.	Electrisirt. 4.—22. 12. im. Krankenhaus.
31	18	August B., Arbeiter aus Berlin.	40	Fuhrwerks-Ber. IV. 428.	4. 9. 1890.	Quetschung der r. Brustseite und des r. Fusses. Complicirter Bruch des r. äuss. Knöchels.	Krankenhaus 3 Wochen, später Einreibungen und Bäder.

Aufnahme in die Heimstätte.	Zustand bei der Aufnahme in die Heimstätte.	Entlass. Dauer.	Erfolg, Zustand bei der Entlassung, Bemerkungen.	Rente. vorher %.	Rente. nachher %.
3. 3. 1890. im 10. Mon. nach der Verletzung.	Contractur im Kniegelenk (Stellung desselben beim Gehen in ca. 45° Beugung). Inneren Gelenkknorren verdickt, über denselben läuft eine Narbe. Beide Oberschenkel gleich lang. Beweglichkeit des Kniegelenks von 45°—100° Beugung. Muskelatrophie am Ober- und Unterschenkel, Stechen im Kniegelenk beim Gehen. Kann auch nicht andauernd sitzen.	26. 5. 1891. 85 Tage.	Die Kniekontraktur konnte nicht gebessert werden. Gefähigkeit etwas gehoben, Muskulatur etwas kräftiger. Beendigung des Heilverfahrens.	100	50
16. 3. 1891. im 4. Mon. n. d. V.	Bruch fest verheilt. Steifigkeit des linken Schultergelenks. Aktive Erhebung des Oberarms seitwärts 90°. Im Ellbogengelenk Streckung bis auf fehlende 20°. Schmerzen bei der Drehbewegung des Unterarms nach innen, passiv nicht völlig ausführbar. Schmerzen im link. Handgelenk bei Bewegungen. Gefühl am Arme stellenweise beeinträchtigt.	14. 4. 1891. 30 Tage.	Das linke Schultergelenk activ völlig frei beweglich. Aktive Streckung im Ellbogengelenk vollkommen. Drehbewegung nach innen im Unterarm ohne Schmerzen völlig ausführbar, Schmerzen im Handgelenk geschwunden. Gefühlsstörung nahezu beseitigt. Gew.-Zunahme 140—143.	50	0 Schonungsrente von 25 pCt. auf 3 Mon.
28. 2. 1890. im 15. Mon. n. d. V.	Dicht über dem Knie bedeutender Callus, mehrere Incisionsnarben dort. 80° aktive Beugung im Kniegelenk. Kraft des Beines links herabgesetzt. Verkürzung ca. 2 cm. Kann nur ca. 20 Minuten gehen.	11. 4. 1891. 43 Tage.	Kniegelenksbeugung nicht vergrössert. Geht 1 Stunde lang ohne Schmerzen.	75	33 1/3
12. 3. 1891. im 6. Mon. n. d. V.	Völlige Lähmung der Schultermuskeln, teilweise der Oberarmmuskeln, Schwäche der Handmuskulatur. Der Gelenkkopf nach vorn und hinten verschieblich. Epileptiker.	14. 5. 1891. 64 Tage.	Die Lähmung war nicht zu heben. Epileptische Anfälle nur vorübergehend durch medicamentöse Behandlung gemildert. Gew.-Zunahme 127—140 Pfd.	100	60
9. 1. 1891. im 4. Mon. n. d. V.	R. Fussgelenk geschwollen, in der Streckung und Drehung beschränkt. Schmerzen beim Gehen. Stiche in der r. Seite.	10. 2. 1891. 33 Tage.	Schwellung des Fusses beseitigt, Beweglichkeit völlig frei, bei unbelastetem Gehen keine Schmerzen. Schmerzen in der Brust nur noch bei Anstrengungen. K.-G. 139—141.	33 1/3	0

Lfd. No.	Aufn. No.	Name, Stand (des Verletzten)	Alter (des Verletzten)	Berufs-Genoss. (des Verletzten)	Tag des Unfalls.	Art der Verletzung.	Art und Dauer der bisherigen Behandlung.
32	12	Friedrich Sch., Kutscher.	53	Fuhrwerks-Ber. IV. 261.	2. 5. 1890.	Fall von einer Leiter. Bruch beider Knöchel des l. Unterschenkels.	Krankenhaus 2 Mon. Mit 2 Stöcken entlassen, 2 mal wöchentlich massirt.
33	3	Karl W., Arbeiter aus Fürstenberg.	63	Fuhrwerks-Ber. XXXIV. 1503.	7. 8. 1890.	Ueberfahren. Bruch des r. Oberschenkels.	Häusliche Behandlung. Streckverband. 6 Wochen von seiner Frau massirt.
34	7	August E., Kutscher aus Berlin.	38	Fuhrwerks-Ber. IV. 1611.	20. 9. 1888.	Hufschlag. Bruch beider Knochen des rechten Vorderarms.	Im Krankenhaus 4½ Mon. stationär, 9 Mon. ambulatorisch behandelt.
35	15	August P., Kutscher aus Berlin.	45	Fuhrwerks-Ber IV. 2838.	1. 7. 1889.	Ueberfahren. Quetschung der Zehen des recht. Fusses.	Krankenhaus 3 Wochen, später massirt und electrisirt.
36	4	Gottlieb W., Wächter aus Treptow.	69	Fuhrwerks-Ber. III. 1282.	27. 12. 1889.	Fall. Bruch des linken Oberschenkelknochens.	Häusliche Behandlung, Massage durch eine Frau. Nach 4 Wochen in ein Krankenhaus, dann wieder Massage.
37	35	Carl Friedrich H., Knecht aus Elterlein.	63	Fuhrwerks-Ber. XXX. 1450.	19. 9. 1888.	Quetschung durch den umfallenden Wagen. Verrenkung des linken Schultergelenks. (Bruch des linken Schienbeins.)	Häusliche Behandlung, Schienenverbände, dann Massage des Beines. Der Arm 3 Monate lang an der Brust fixirt. September bis Dec. 1890 im Krkhs, mit Massage und gymnastischen Uebungen erfolglos behandelt.

Aufnahme in die Heimstätte.	Zustand bei der Aufnahme in die Heimstätte.	Entlass. Dauer.	Erfolg, Zustand bei der Entlassung, Bemerkungen.	Rente. vorher %.	Rente. nachher %.
5. 1. 1891. im 8. Mon. n. d. V.	Plattfuss. Unterschenkelmuskeln schwach. Beweglichkeit im Fussgelenk beschränkt, knickt leicht um.	7. 2. 1891. 34 Tage.	Mässige Kräftigung der Beinmuskeln. Schnürstiefel mit schräger Einlage gegen den Plattfuss empfohlen.	60	33⅓
2. 1. 1891. im 17. Mon. n. d. V.	Verdickung und Verschiebung der Bruchenden. Verkürzung von 3 cm. Gehen sehr erschwert, Schmerzen beim Gehen und Stehen. Beweglichkeit im Hüft- u. Kniegelenk beschränkt. Schwellung des Unterschenkels.	26. 2. 1891. 56 Tage.	Beseitigung der Stauungserscheinungen Besserung der Beweglichkeit im Kniegelenk. Bei dem Alter des Verletzten ist weitere Besserung erst langsam zu erwarten, Behandlung unnöthig.	100	75
2. 1. 1891. im 28. Mon. n. d. V.	Die Bruchenden der Elle fest vereinigt, der Speiche verschoben und nicht vereinigt. (Falsches Gelenk.) Schwäche des rechten Arms, Schmerzen, behindertes Zufassen.	3. 2. 1891. 33 Tage.	Wesentliche Hebung der Drehbewegungen des Vorderarms und der Beweglichkeit im Handgelenk. Zur Beseitigung des falschen Gelenks Operation vorgeschlagen, wird verweigert.	50	25
9. 1. 1891. im 18. Mon. n. d. V.	Geheilte Quetschwunde. Lähmung der Zehen des des rechten Fusses. Fussrücken und Zehen gefühllos. Schmerzen bei Anstrengung des Fussgelenks.	5. 3. 1891. 55 Tage.	Passive Beweglichkeit der Zehen, die bei der Aufnahme sehr gering und schmerzhaft war, schmerzfrei und ausgiebig. Schmerzen im Fussgelenk geschwunden.	40	15
2. 1. 1891. im 13. Mon. n. d. V.	Starke Einschränkung der Beweglichkeit im Hüftgelenk, geringere im Kniegelenk, Schwäche des link. Beins. Klagt über fortwährende Schmerzen, Altersveränderungen in den Gelenkknorpeln.	9. 1. 1891. 8 Tage.	Nach 8 Tagen als ungeeignet zur Behandlung entlassen.	100	80
7. 2. 1891. im 30. Mon. n. d. V.	Der linke Fuss ist ebenso gut brauchbar wie der rechte. Steifigkeit der linken Schultergelenks, aktive Erhebung des Oberarms nur bis zur Horizontalen. Schmerzen in der Schulter beim Zugreifen.	29. 4. 1891. 82 Tage.	Schmerzen im Arm beim Zugreifen nicht mehr vorhanden. Schultersteifigkeit bei dem 63-jährigen nicht mehr zu beeinflussen. Körp.-Gew. 123—131.	70	50

Lfd. No.	Aufn. No.	Name, Stand	Alter	Berufs-Genoss.	Tag des Unfalls.	Art der Verletzung.	Art und Dauer der bisherigen Behandlung.
		der Verletzten.					
38	5	August G., Arbeiter aus Stettin.	40	Fuhrwerks-Ber. VI. 616.	16. 6. 1890.	Ueberfahren. Bruch des linken Oberschenkels. Gelenkbruch des linken Ellbogens.	16. 6.—10. 9. 90 im Krankenhaus. Dann passive Bewegungen (ärztl.) bis zur Aufnahme.
39	9	Franz Wilhelm M., Postillon aus Schlawe.	41	Fuhrwerks-Ber. VI. 1230.	13. 2. 1890.	Fall auf gefrorenem Boden. Bruch des r. äussern Knöchels. Zum zweitenmal gefallen 1. 4. 1890.	Häusliche Behandlung (Einreibungen). 1/4 Jahr von einer Krankenpflegerin massirt, vom Arzt electrisirt.
40	10	Wilh. B., Arbeiter aus Potsdam.	37	Fuhrwerks-Ber. III. 812.	22. 4. 1890.	Fall. Gelenkbruch des linken Ellbogens.	22. 4.—28. 8. 90 in Krankenhaus. Dann keine Behandlung mehr.
41	38	Johann K., Postillon aus Tempelburg.	44	Fuhrwerks-Ber. VI. 1170.	20. 4. 1890.	Fall vom Wagen. Bruch der linken Speiche.	Häusliche Behandlung. 3 Gypsverbände (je 7 Tage). Nach ca. 12 Wochen die Arbeit wieder aufgenommen, ohne Behandlung.
42	61	Heinrich St., Kutscher aus Dresden.	49	Fuhrwerks-Ber. XXIX. 817.	1. 7. 1890.	Vom leeren Kutschwagen überfahren. Quetschung des rechten Unterschenkels. Quetschwunden.	Häusliche Behandlung (Wundbehandlung, Einreibungen). Nach 8 Wochen Gehen am Stock. Keine weitere Behandlung.

Aufnahme in die Heimstätte.	Zustand bei der Aufnahme in die Heimstätte.	Entlass. Dauer.	Erfolg, Zustand bei der Entlassung, Bemerkungen.	Rente vorher %.	Rente nachher %.
2. 1. 1889. im 7. Mon. nach der Verletzung.	Aktive Beugung ca. 10°, passive ca. 30°. In der Gelenkbeuge des Ellbogens ein nicht ganz fixirtes Knochenstück. Erhebung des Oberarms nicht ganz vollständig. Folgen des Oberschenkelbruchs nicht mehr vorhanden, mit Ausnahme der durch Beckenneigung ausgeglichenen Verkürzung von ca. 2 cm.	26. 2. 1891. 56 Tage.	Beweglichkeit gebessert, Aktive Beugung des Unterarms 20°, passive ca. 50°. Erhebung des Oberarms fast normal.	100	50
2. 1. 1891. im 11. Mon. n. d. V.	Der äussere Knöchel verbreitert, Wadenbein druckempfindlich. Fussgelenk in der Streckung behindert. Gefühl auf dem Fussrücken herabgesetzt. Schmerzen beim Auftreten. Anschwellung des Fusses. Gehen am Stock.	17. 3. 1891. 75 Tage.	Nachdem im Februar die Anschwellung nachgelassen hatte und die Schmerzen sich ziemlich gehoben hatten, im März wieder Verschlimmerung. Körp.-Gew. 168—177.	50	40
2. 1. 1891. im 9. Mon. n. d. V.	Der linke Unterarm steht ungefähr in 90° Beugung. Aktive Beugung 10°, passive ebenso.	28. 2. 1891. 58 Tage.	Beweglichkeit im Ellbogen gebessert. Aktive Beugung ca. 25°, passive 40°. Körp.-Gew. 158—164.	50	40
9. 2. 1891. im 10. Mon. n. d. V.	Köpfchen der Elle stark hervortretend. Verschiebung der Hand an dem Unterarm nach der Daumenseite zu. Handgelenkbeugung stark behindert, Drehbewegung im Vorderarm nach aussen gleichfalls.	28. 3. 1891. 49 Tage.	Handgelenk nicht gebessert, wohl aber die Drehbewegung des Vorderarms nach aussen (um ca. 20°). Körp.-Gew. 136—141.	33 1/3	20—25
25. 2. 1891. im 8. Mon. n. d. V.	Der rechte innere Knöchel schmerzhaft auf Druck. Bei längerem Gehen werden Schmerzen auf dem Fussrücken geklagt. An den Knochen des Unterschenkels keine Abnormität fühlbar. Am rechten Unterschenkel starke Venenerweiterungen, oberhalb der Stelle der Verletzung, weniger am linken.	5. 5. 1891. 70 Tage.	Das geklagte Stechen auf dem Fussrücken beim Gehen ist verschwunden. Dagegen klagt S. über Ziehen und Schmerzen in den Waden, besonders der rechten. Da dies auf die Venenerweiterungen zurückzuführen ist, kann ein Zusammenhang mit dem Unfall nicht angenommen werden. Gewichtszunahme 146—151.	10	0

Lfd. No.	Aufn. No.	Name, Stand	Alter	Berufs-Genoss.	Tag des Unfalls.	Art der Verletzung.	Art und Dauer der bisherigen Behandlung.
		des Verletzten.					
43	62	August F. Geschirrführer aus Leipzig.	47	Fuhrwerks-Ber. XXX. 510.	28. 8. 1889.	Hufschlag. Bruch d. linken Unterschenkels.	Krankenhaus 8 Wochen (5 Wochen Gypsverband, dann Massage). Mit 2 Stöcken entlassen. Später durch eine Frau massirt.
44	68	Louis F., Fuhrknecht aus Erndtebrück.	23	Fuhrwerks-Ber. XVII. 1814.	22. 6. 1889.	Fall auf die Seite auf dem Hausflur mit einem Sack Hafer belastet. Bruch des rechten Oberschenkelhalses.	Häusliche Behandlung 12 Wochen Bettruhe, dann Massage. Seit Frühjahr 1890 geht er ohne Stock.
45	76	August M., Fahrbursche aus Cassel.	52	Fuhrwerks-Ber. XVIII. 470.	9. 5. 1891.	Mit dem Pferd gestürzt. Quetschung des linken Knies.	4 Woch. zu Hause, dann 12 Wochen Krankenhaus (8 Wochen Bettruhe). Später noch ein Vierteljahr im Krankenhaus Massage. Seit 6. 1. 91 ohne Behandlung.
46	79	August W., Aufseher aus Spandau.	32	Fuhrwerks-Ber. III. 1222.	7. 5. 1890.	Quetschung zwischen Pfahl und Lowry. Complicirter Bruch des linken Unterschenkels.	7 Wochen im Krankenhaus. Seit Anfang September Gehen an 1 Stock. Seit Anfang December wieder gearbeitet. Am 1. 1. 91 ausgeglitten, Anschwellung des Fussgelenks. Bettruhe bis Ende Februar.
47	22	August W., Kutscher aus Schöneberg.	28	Fuhrwerks-Ber. IV. 176.	20. 12. 1889.	Fall vom Wagen. Gelenkbruch des rechten Ellbogens.	20. 12. 89—2. 1. 90 Krankenhaus. Von Anfang Februar bis Ende Mai Massage (ärztl.).

Aufnahme in die Heimstätte.	Zustand bei der Aufnahme in die Heimstätte.	Entlass. Dauer.	Erfolg, Zustand bei der Entlassung, Bemerkungen.	Rente. vorher %.	Rente. nachher %.
27. 2. 1891. im 18. Mon. nach der Verletzung.	Bruch beider Knöchel mit starker Verdickung geheilt. Leichte Klumpfussstellung. Beträchtliche Atrophie der Muskeln, Bewegung im Fuss- und Kniegelenk etwas beschränkt. Schmerzen beim Auftreten. Gehen eine Stunde lang möglich.	26. 5. 1891. 89 Tage.	Kräftigung des Beins. Besserung der Beweglichkeit im Fussgelenk, sowie d. Schmerzen beim Gehen. Körper-Gewicht 119—129.	55	40
2. 3. 1891. im 21. Mon. n. d. V.	Das rechte Bein um 20° abducirt. Beugung im Hüftgelenk ohne Beckenerhebung nur circa 30°. Starke Muskelatrophie am Oberschenkel. Verkürzung 3—4 cm. Schmerzen im Kniegenlenk bis zur Hüfte herauf beim Gehen.	29. 4. 1891. 59 Tage.	Hüftgelenkbeugung um circa 15° vermehrt. Gehfähigkeit erwies sich bei der Beobachtung als ziemlich beträchtlich. Schmerzen wurden immer noch angegeben, offenbar übertrieben. Körper-Gewicht 126—130.	40	30
10. 3. 1891. im 10. Mon. n. d. V.	Geht am Stock. Beständige Schmerzen beim Gehen; passive Kniebeugung sehr schmerzhaft, sonst keine Bewegungsstörungen in den Gelenken. Starker Muskelschwund. Kraft bedeutend herabgesetzt im linken Bein.	9. 5. 1891. 61 Tage.	Nur noch beim Herabsteigen von der Treppe geringes Stechen im Knie. Geht andauernd ohne Stock, ohne Schmerz zu empfinden; trägt einen gefüllten Wassereimer ohne Beschwerde. Körper-Gewicht 127—134.	25	20 auf 2 Mon.
13. 3. 1890. im 11. Mon. n. d. V.	Narbe über dem linken inneren Knöchel. Schienbein an dieser Stelle verdickt. Beträchtlicher Muskelschwund. Schmerzen in der Bruchstelle. Kann 1/2 Stunde gehen. Das linke Fussgelenk etwas in der Beugung behindert. Ankylose des r. Ellbogengelenks in ca. 160° Streckung. Am Oberarm mässiger Muskelschwund.	2. 5. 1891. 51 Tage.	Nur noch bei starker Anstrengung etwas Stechen in der Bruchstelle, sonst sind die Schmerzen verschwunden. Linkes Fussgelenk normal beweglich. Kraft links noch merklich herabgesetzt. Gew.-Zunahme: 108—115.	25	20
13. 1. 1891. im 13. Mon. n. d. V.	Ankylose des r. Ellenbogengelenks in circa 160° Streckung. Am Oberarm mässiger Muskelschwund.	28. 2 1891. 47 Tage.	Nachdem sich herausgestellt hatte, dass das Ellbogengelenk durch passive Bewegungen nicht gebeugt werden konnte, wurde dem Verletzten Resektion des Callus vorgeschlagen; da er hierauf nicht einging, Entlassen.	50	50

Lfd. No.	Aufn. No.	Name, Stand des Verletzten.	Alter des Verletzten.	Berufs-Genoss. des Verletzten.	Tag des Unfalls.	Art der Verletzung.	Art und Dauer der bisherigen Behandlung.
48 und 49	13 und 63	Wilh. G., Kutscher aus Berlin.	40	Fuhrwerks-Ber. IV. 2208.	2. 12. 1888.	Uebergefahren. Bruch des rechten Oberschenkelhalses.	Krankenhaus 2. 12. 88—3. 3. 89. Bis Nov. 1889 Massage (ärztl.).
50	45	Carl Sch., Stallmann aus Berlin.	56	Fuhrwerks-Ber. IV. 161.	3. 3. 1890.	Hielt den Fuss eines Pferdes zum Beschlagen. Dasselbe sprang an. Bei dem Bestreben, den Fuss fest zu halten: Gelenkbruch im rechten Ellbogen.	Häusliche Behandlung. Gypsverband, dann passive Bewegungen 3.—31. 12. 90 im Krankenhaus (Bewegung in Chloroformnarkose) ohne Erfolg.
51	127	Emil R., Kutscher aus Chemnitz.	30	Fuhrwerks-Ber. XXX. 1817.	26. 9. 1890.	Quetschung zwischen Wagendeichsel und Wand. Quetschwunden der Finger, Bruch mehrerer Mittelhandknochen der linken Hand.	Krankenhaus 6 Wochen. (Eiterung, Abstossung von Knochensplittern) dann Massage (nur einige Male).
52	32	August B., Kutscher aus Berlin.	42	Fuhrwerks-Ber. IV. 1059.	27. 3. 1889.	Uebergefahren. Complicirter Bruch des linken Ellbogengelenks.	ca. 20 Wochen im Krankenhaus, dann Massage, Electricität.

Aufnahme in die Heimstätte.	Zustand bei der Aufnahme in die Heimstätte.	Entlass. Dauer.	Erfolg, Zustand bei der Entlassung, Bemerkungen.	Rente. vorher %.	Rente. nachher %.
9. 1. 1891. im 26. Mon. nach der Verletzung.	Keine Verkürzung. Das obere Ende des Oberschenkels an normaler Stelle. Mässiger Muskelschwund am Oberschenkel. Passive Oberschenkelerhebung 90°. Starke Schmerzhaftigkeit beim Gehen angegeben. Will nicht länger als 20 Minuten gehen können. Hinkt in auffälliger Weise.	17. 3. 1891. 46+19 =65Tge.	Für das Hinken fand sich kein objectiver Erklärungsgrund. Erwies sich als Uebertreiber. Ging zeitweise viel länger als 20 Min. im Garten umher ohne Ermüdung. Passive Oberschenkelerhebung 110°.	20	20
14. 2. 1891. im 12. Mon. n. d. V.	Im rechten Ellenbogengelenk Beugung aktiv von 60—130°, Streckung bis auf fehlende 60°. Rechtes Schultergelenk steif (Erhebung d. Oberarms nicht bis zur Horizontalen möglich). Sehr starke Schmerzhaftigkeit auch bei kleinen Bewegungen des Arms.	23. 2. 1891. 10 Tage.	Verschiedene Zeichen von traumatischer Neurose. (Zittern, Gefühlsstörung, Gesichtsfeldeinengung, Gemüthsdepression u. A.). Als ungeeignet zur Behandlung entlassen.	100	100
22. 5. 1891. im 8. Mon. n. d. V.	Die Finger stehen in Streckstellung und sind auch passiv nur in ganz geringem Umfang zu beugen. Aktiv kan nur der Zeigefinger im Gelenk mit dem 2. Mittelhandknochen gebeugt werden. Mehrere zum Theil mit dem Knochen zusammenhängende Narben auf dem Handrücken und Handteller. Der 4. Finger zwischen dritten und vierten Mittelhandknochen zurückgeschoben.	26. 5. 1891. 5 Tage.	Wegen ungenügender Aussicht auf Besserung und mangelhafter Willfährigkeit des Verletzten Behandlung abgebrochen.	40	40
3. 2. 1891. im 22. Mon. n. d. V.	Der linke Arm wird eingebunden getragen, beim Hängenlassen desselben Schmerzen. Narbe auf der Beugeseite des Ellbogengelenks. Die Finger stehen in Streckstellung, lassen Beugung nur im Gelenk mit dem Mittelhandknochen zu. Schultergelenk nicht völlig beweglich. Zur Streckung des Ellbogengelenks fehlen 45°.	13. 5. 1891. 100Tage.	Zur Streckung des Ellbogengelenks fehlen 20°. Uebertreiber, arbeitsscheu. Gew.-Zunahme 142 - 159 Pfd.	$33^1/_2$ (Berufung)	$66^2/_3$

Lfd. No.	Aufn. No.	Name, Stand des Verletzten.	Alter des Verletzten.	Berufs-Genoss. des Verletzten.	Tag des Unfalls.	Art der Verletzung.	Art und Dauer der bisherigen Behandlung.
53	17	Carl Sch., Kutscher aus Berlin.	42	Fuhrwerks-Ber. IV. 281.	13. 11. 1888.	Quetschung der rechten Brustseite zwischen Wagenladung und Decke eines Thorwegs. Rippenbrüche rechts.	13. 11. 88—5. 1. 89 im Krankenhaus. Dann $^1/_2$ Jahr Massage u. Electricität (ärztl.). Seit Oktober 1890 angeblich Blutspeien.
54	14	Paul K., Kutscher aus Berlin.	19	Fuhrwerks-Ber. IV. 1752.	13. 11. 1889.	Fall von der Kellertreppe. Bruch des rechten äussern Knöchels.	13. 11—23. 12. 89 Krkhs. (3 W. Gipsverband). Massage (ärztl.) Juni 1890 plötzl. Verschlimmerung (Schmerzen, Unfähigkeit zu gehen). Erfolglos mit Massage behandelt. Schliesslich spontane Besserung.
55	69	Carl Sch., Fuhrknecht aus Luckau.	53	Speditions-, Speicherei- u. Kellerei-Ber.	3. 7. 1890.	Zwischen Lowry und Möbelwagen gequetscht. Comcirter Bruch des rechten Ellbogens.	Häusliche Behandlung: Kühlung, Einreibungen; kein fixirender Verband.
56	80	Oscar K., Ziegeleiarbeiter aus Amalienhof.	44	Ziegelei-Ber. IV.	8. 10. 1890.	Fall einer grossen Erdscholle auf dem Unterschenkel. Bruch des linken Schienbeins.	Häusliche Behandlung: 14 Tage Kaltwasserkühlung, dann 2 Gypsverbände (je 10 Tage) dann Electricität, Moorbäder.
57	48	Wilhelm F., Arbeiter aus Zerbst.	36	Allg. Orts-Krankenkasse Zerbst.	8. 12. 1890.	Ausgleiten auf Glatteis. Verrenkung der rechten Schulter.	Häusliche Behandlung. Einrichtung, Einreibungen, Electricität.

Aufnahme in die Heimstätte.	Zustand bei der Aufnahme in die Heimstätte.	Entlass. Dauer.	Erfolg, Zustand bei der Entlassung, Bemerkungen.	Rente. vorher %.	Rente. nachher %.
9. 1. 1891. im 26. Mon. nach der Verletzung.	Zur Beobachtung wegen angeblichen Blutspeiens gesandt. Auf der rechten Brustseite eine Einsenkung, in die man die flache Hand legen kann. Perkussionsschall dort dumpfer, Veränderung des Athemgeräusches. Starke Schmerzen angegeben.	14. 2. 1891. 37 Tage.	Jeden Tag wurde blutiges Sputum gefunden, dass sicher aus der Lunge stammte. Tuberkelbacillen nicht vorhanden. Als ungeeignet für die mechanische Behandlung entlassen. Körp.-Gew. 150 – 151,5 Pfd.	60	100
9. 1. 1891. im 14. Mon. n. d. V.	Unvollständige Beweglichkeit sowie Schmerzen im Fussgelenk. Mangel an Kraft im rechten Bein.	12. 5. 1891. 124 Tage.	Anfang Februar plötzlich ohne äussere Veranlassung auftretende Schmerzhaftigkeit des rechten Fussgelenks mit Anschwellung desselben (cf. Juni 90). Gehen nur am Stock möglich. Starkes Hinken. Mit Massage, Electricität und Medicamenten, Bädern erfolglos behandelt. Körper-Gewicht 138—141.	25	100
2. 3. 1891. im 7. Mon. n. d. V.	Mehrere Narben, zum Theil mit dem Knochen zusammenhängend. Streckung des Ellbogens vollkommen. Beugung ungef. 30° über den rechten Winkel. Die Finger können im Gelenk mit dem Mittelhandknochen nicht völlig gestreckt werden. Kein Muskelschwund.	18. 4 1891. 48 Tage.	Die Finger können activ völlig gestreckt werden; an der Beugung des Ellbogengelenks fehlen noch ca. 15°. In der Kraft der Hände kein wesentlicher Unterschied. Gew.-Zunahme 154—155 Pfd.	75	0
13. 3. 1891. im 6. Mon. n. d. V.	Plattfussstellung. Ueber dem einen Knöchel Depression des Schienbeins. Beweglichkeit des Fussgelenks vermindert. Muskelatrophie, besonders am Oberschenkel (2 cm. Differenz im Umfang). Schmerzen beim Auftreten am innern Knöchel und im Sprunggelenk.	4. 5. 1891. 53 Tage.	Beweglichkeit des Fussgelenks gebessert. Stiefel mit an der Innenseite erhöhter Sohle bestellt. Vor dessen Ankunft wegen Trunkenheit, ruhestörenden Lärms und Renitenz aus der Anstalt verwiesen.	100	30
17. 2. 1891. im 3. Mon. n. d. V.	Beweglichkeit in dem r. Schultergelenk starkt beschränkt. Bewegungen langsam und kraftlos. Hand- und Fingergelenke gleichfalls etwas steif. Schmerzen im Arm.	13. 3. 1891. 25 Tage.	Beweglichkeit wiederhergestellt, schmerzfrei. Arm noch etwas schwach, auf Wunsch vorzeitig entlassen.	$66^2/_3$	0

Lfd. No.	Aufn. N:o.	Name, Stand des Verletzten.	Alter	Berufs-Genoss.	Tag des Unfalls.	Art der Verletzung.	Art und Dauer der bisherigen Behandlung.
58	19	Fritz Sch., Arbeiter aus Gröningen.	31	Magdeburgische Baugewerks-Ber.	8. 1. 1890.	Schlag des Hebels einer Winde. Doppelter Bruch des rechten Oberarms.	Krkhs. 19 Tage, dann 10 Wochen ambulant, 2. 4.—14.6.90 in d. Univ.-Klin. zu Halle, später Electr. Berlin. Med.-mech.-Instit.
59	55	Friedr. N., Arbeiter aus Mahlow.	26	Ziegelei-Ber.	14. 8. 1890.	Quetschung durch eine umkippende Lowry. des linken Unterschenkels.	Krankenhaus 2 Monate, später keine Behandlung.
60	73	Wilhelm J., Arbeiter aus Struwenberg.	45	Ziegelei-Ber. IV. 338.	5. 4. 1890.	Fall auf die linke Seite auf Steinpflaster. Bruch des linken Oberschenkelhalses mit Verrenkung.	Häusliche Behandlung. Kein Verband. Seit Juni 1890 nicht behandelt.
61	83	Anton C., Kutscher aus Lechlin Gut.	26	Posensche landwirthsch. Ber. Kr. Wongrowitz.	31. 7. 1890.	Hufschlag. Bruch des rechten Oberarms.	Häusliche Behandlung (Gypsverband).
62	94	Johannes B. Ziegeleiarbeiter aus Freienwalde a. O.	37	Ziegelei-Ber. IV.	10. 1. 1890.	Fall einer Erdscholle auf die Schulter. Bruch des rechten Schlüsselbeins.	Häusliche Behandlung. 3 Wochen Verband, passive Bewegungen durch den Arzt bis zur Aufnahme.

Aufnahme in die Heimstätte.	Zustand bei der Aufnahme in die Heimstätte.	Entlass. Dauer.	Erfolg, Zustand bei der Entlassung, Bemerkungen.	Rente.	
				vorher %.	nachher %.
10. 1. 1891. im 13. Mon. nach der Verletzung.	Schwäche des r. Arms und theilweise Lähmung des Speichennerven. Schmerzen bei Bewegungen des Arms. Verdacht auf Simulation.	11. 2. 1891. 33 Tage.	Muskulatur des verletzten Armes kräftiger als die des gesunden. Sämmtliche Bewegungen frei. Lähmung beseitigt. Starker Uebertreiber. Verdacht auf Simulation bestätigt.	60	0
24. 2. 1891. im 7. Mon. n. d. V.	Verdickung beider Bruchstellen, Verschiebung der Bruchenden, Verkürzung des Unterschenkels um 3 cm. Abmagerung der Muskeln, Schmerzen. Beschränkung der Beweglichkeit im Fussgelenk.	7. 3. 1891. 12 Tage.	Noch mässige Schwäche des Beins. Beweglichkeit im Fussgelenk normal, Schmerzen beseitigt.	$66^2/_3$	25 auf $^1/_2$ Jahr.
6. 3. 1891. im 12. Mon. n. d. V.	Unregelmässige starke Kallusbildung, Gelenkkopf steht anscheinend auf dem Darmbein. Verkürzung des Oberschenkels um ca. 3 cm. Muskulatur schlaff. Geht mit Krücke u. Stock. Schmerzen im Knie u. Oberschenkel beim Gehen. Beweglichkeit im Hüftgelenk beschränkt (Beugung = 60°).	28. 5. 1891. 84 Tage.	Bein kräftiger. Geht ohne Stock, kann auf dem kranken Bein stehen. Beweglichkeit gebessert (Beug. = 90°), Schmerzen nur noch beim Treppensteigen und Tragen von Lasten. Simulation versucht. Körper-Gewicht 151—154.	75	$33^1/_3$
20. 3. 1891. im 8. Mon. n. d. V.	Mässiger Kallus. Beweglichkeit der Gelenke normal. Armkraft rechts noch herabgesetzt. Schmerzen bei der Anstrengung des Arms als sehr stark angegeben, nicht recht zu erklären. Angabe totaler Empfind:losigkeit auf d. Arm.	19. 5. 1891. 61 Tage.	Verdacht auf Simulation wurde bestätigt. Da die Armkraft sich bei wiederholten Prüfungen an den Widerstandsapparaten als völlig ausreichend herausstellte wurde er als arb.fhg entl. Gefühl am Arm ganz norm. Gew.-Zun. 120—135.	40	0
17. 4. 1891. im 4. Mon. n. d. V.	Erhebung des Oberarms nicht ganz ausgiebig, noch schmerzhaft, mangelnde Kraft der Armbewegungen.	30. 5. 1891. 44 Tage.	Kräftigung des Arms, zu leichten Arbeiten fähig. Bewegungen in d. Schulter vollst. ausgiebig, schmerzlos. Leichte Symptome von traumaticher Neurose constatirt (Uebelkeit, Erbrechen, schlechter Schlaf, Gemüthsdepression, Einschränkung des r. Gesichtsfelds, Abweichen der Zunge nach r. Beeinträchtigung des Geschmacks, besonders rechts, und fast völlige Aufhebung des Geruchs). Körper-Gewicht 162—164.	75	40

Lfd. No.	Aufn. No.	Name, Stand des Verletzten	Alter des Verletzten	Berufs-Genoss. des Verletzten	Tag des Unfalls.	Art der Verletzung.	Art und Dauer der bisherigen Behandlung.
63	52	Aug. Sch., Arbeiter aus Clausdorf.	41	Ziegelei-Ber. IV.	18. 12. 1886.	Fall 10 Fuss hoch. Bruch des linken Oberschenkels.	Häusliche Behandlung. Gypsverb. 20 Wochen. Wegen falscher (nach innen rotirter) Stellung des Beines operirt (Osteotomie).
64	54	August L., Ziegelmeister aus Reetzen.	51	Müllerei-Ber. IV. 1738/86.	26. 4. 1890.	Fall von 16 Fuss Höhe. Bruch des linken Schenkelhalses.	Häusliche Behandlung. Verbände, später Electricität.
65	129	Ferd. K., Knecht aus Perleberg.	27	Ziegelei-Ber. VII.	15. 11. 1886.	Quetschung gegen die Wand (durch ein Pferd). Bruch des rechten Unterarms.	Häusliche Behandlung. Gypsverband. Massage. Seit October 1888 keine Behandlung.
66	64	Carl H., Arbeiter aus Stotternheim.	17	Ziegelei-Ber. VII.	20. 2. 1890.	Quetschung durch umfallende Lowry. Quetschwunde der linken Wade. Absterben eines grossen Hautstücks.	20. 2.—8. 8. 90 im Krankenhause; konnte bei der Entlassung am Stock gehen. Keine weitere Behandlung.
67	59	Eduard O., Arbeiter aus Magdeburg.	29	Nordwestl. Eisen- und Stahl-Ber.	15. 8. 1890.	Fall einer schweren Bretterwand auf das Schlüsselbein. Bruch des rechten Schlüsselbeins.	4 Wochen im Krankenhaus. Dann Einreibungen. 8 Wochen nach dem Unfall hat er gearbeitet (Anstreichen).

Aufnahme in die Heimstätte.	Zustand bei der Aufnahme in die Heimstätte.	Entlass. Dauer.	Erfolg, Zustand bei der Entlassung, Bemerkungen.	Rente.	
				vorher %.	nachher %.
21. 2. 1891. im 51. Mon. nach der Verletzung.	An der Aussenseite des Oberschenkels 23cm. lange Operationsnarbe. Starke Kallusmassen (ca. 8 cm. dick). Verkürzung 2 cm. Mässiger Muskelschwund. Starke Beeinträchtigung der Beweglichkeit im Hüft-, und Kniegelenk. Gang hinkend, draussen am Stock. Keine Schmerzen.	28. 4. 1891. 67 Tage.	Beweglichkeit des Hüftgelenks gebessert um 30°, des Kniegelenks nicht gebessert.	$66^2/_3$	$33^1/_3$
24. 2. 1891. im 10. Mon. n. d. V.	Oberschenkel um 2—3 cm. verkürzt. Muskulatur wesentlich schwächer als rechts. Beweglichkeit im Hüft- und Kniegelenk um $^1/_3$ vermindert. Gehen sehr erschwert, schmerzhaft, mit einem Stocke.	14. 3. 1891. 19 Tage.	Bein etwas gekräftigt, auf dringendem Wunsch vorzeitig entlassen.	100	$66^2/_3$
25. 5. 1891. im 55. Mon. n. d. V.	Beide Vorderarmknochen dicht oberhalb des Handgelenks gebrochen, mit starker Verschiebung geheilt. Starke Bewegungsbeschränkung im Handgelenk, sowie der Einwärtsdrehung des Unterarms. Fingerbeugung nicht ganz vollständig.	26. 5. 1891. 2 Tage.	Wegen des Alters der bestehenden Veränderungen als unheilbar, zugleich auf eigenen Wunsch entlassen.	60	$33^1/_3$
28. 2. 1891. im 13. Mon. n. d. V.	Quer über die linke Wade verlaufend eine tief eingezogene, mit der Muskulatur zusammenhängende Narbe mit Ausläufern nach oben und unten. Beugung des Fussgelenks stark behindert. Schwäche des Beins, Spannung in der Narbe bei Anstrengung desselben.	18. 4. 1891. 50 Tage.	Beugung des Fussgelenks nahezu normal. Kräftigung des Beins. Lockerung der Narbe. Gew.-Zunahme 124—132.	50	25
25. 2. 1891. im 7. Mon. n. d. V.	Kallus am rechten Schlüsselbein. Oberarm nicht frei beweglich (circa 30° über die Horizontale). Knacken im Schultergelenk. Armkraft rechts herabgesetzt.	3. 3. 1891. 7 Tage.	Rechter Oberarm frei beweglich, bis zur Senkrechten zu erheben. Auf Wunsch zur leichten Arbeit entlassen.	?	20

Lfd. No.	Aufn. No.	Name, Stand des Verletzten	Alter des Verletzten	Berufs-Genoss. des Verletzten	Tag des Unfalls.	Art der Verletzung.	Art und Dauer der bisherigen Behandlung.
68	27	Friedr. W., Arbeitsmann aus Usch-Neudorf	67	Posensche landwirthsch. Ber.	11. 8. 1890.	Vom Wagen gefallen und geschleift. Verstauchung der der rechten Hand. Quetschwunden des Gesichts.	Häusliche Behandlung (auf die Wunden beschränkt).
69	23	Wilhelm P., Ziegelarbeiter aus Vesta.	48	Ziegelei- Ber. VII. 381.	16. 6. 1890.	In die Falzziegelpresse geraten. Starke Quetschung der linken Hand mit Knochenbrüchen der Fingerknochen u. Quetschwdn.	Häusliche Behandlung. Naht. Nach 6 Wochen völlige Vernarbung, dann 8 Wochen passive Bewegungen. Seit Oktober 1890 ohne Behandlung.
70	57	Wilhelm H., Müllergeselle aus Soldin.	48	Müllerei- Ber. IV. 158/86.	5. 12. 1885.	Fall auf die linke Hand. Bruch der linken Speiche.	Häusliche Behandlung (Gypsverband) dann 4 Wochen ärztlich massirt.
71	66	August R., Dienstknecht aus Malachin.	21	Sächs. landwirthsch. Ber. Sect. Wolmirstedt.	16. 11. 1888.	Uebergefahren. Gelenkbruch des linken Ellbogens.	3 Monate im Krankenhaus, 3 Wochen Massage (vom Heilgehilfen).
72	77	Friedr. E., Arbeiter aus Schwedt a. O.	63	Brandenb. landwirthsch. Ber. Kr. Angermünde.	23. 8. 1890	Fall vom Wagen. Quetschung der linken Schulter.	Häusliche Behandlung. (Einreibungen) 13 Wochen. Dann ohne Behandlung.
73	46	Wilhelm M., Deckmann aus Neuendorf bei Crossen a. O.	28	Elbschifffahrts- Ber.	19. 3. 1890.	Vom umfallenden Mast getroffen. Quetschung der l. Schulter oder Oberarmbruch?	8 Tage im Krkhs. Später electrisirt. 1. 9.—17. 11. 90 im Institut des Dr. Hönig-Breslau behandelt.

Aufnahme in die Heimstätte.	Zustand bei der Aufnahme in die Heimstätte.	Entlass. Dauer.	Erfolg, Zustand bei der Entlassung, Bemerkungen.	Rente. vorher %.	Rente. nachher %.
29. 1. 1891. im 7. Mon. nach der Verletzung.	Bewegung im Handgelenk gehindert. Schmerzen darin bei Bewegungen. Schleimbeutelerguss am rechten Knie, links Fingergelenkankylosen nach vorausgegangener Knochenentzündung.	26 3. 1891. 60 Tage.	Schmerzen im Handgelenk sind geschwunden; Schleimbeutelerguss punktirt.	50	40
15. 1. 1891. im 7. Mon. n. d. V.	Mangelhafte Beweglichkeit der Fingergelenke. Die ersten Fingergelenke in Streckstellung, die zweiten in 45° Beugung, Beugung in sehr geringem Grade möglich.	14. 3. 1891. 59 Tage.	Beweglichkeit der Fingergelenke messbar, wenn auch nicht bedeutend erhöht. Faustschluss nicht zu ermöglichen. In den einzelnen Gelenken durchschnittlich 15° mehr Beugung vorhanden. Gew.-Zunahme 138—144.	40	25—$33^1/_3$
24. 2. 1891. im 63. Mon. n. d. V.	Die Hand steht nach der Speichenseite hin verschoben. Zwischen den Vorderarmknochen ein verschiebliches Knochenstück (beim Bruch von einem derselben abgerissen). Handgelenk in seiner Beweglichkeit stark beeinträchtigt, Drehbewegungen nur mässig.	15. 4. 1891. 51 Tage.	Drehbewegungen etwas ausgiebiger. Gewichts-Zunahme 127—133 Pfd.	50	40
1. 3. 1891. im 28. Mon. n. d. V.	Ellbogengelenkkontraktur. Beweglichkeit des Gelenks von 80—110° Beugung. Unvollständige Verrenkung des Speichenköpfchens.	15. 4. 1891. 46 Tage.	Beugung circa 10° ausgiebiger. Wegen ungenügender Aussicht auf weitere Besserung entlassen. Körper-Gewicht 129—137.	50	40
10. 3. 1891. im 7. Mon. n. d. V.	Beide Schultergelenke teilweise steif; das linke in beträchtlichem Grade (Erhebung des Oberarms aktiv nur circa 30°), das rechte nur wenig (aktiv ca. 120°). Beim Schluss der rechten Faust bleibt der vierte Finger $^1/_2$ cm., der fünfte 2 cm. vom Handteller entfernt.	14. 5. 1891. 66 Tage.	Finger der rechten Hand jetzt normal beweglich. Die Schultersteifigkeiten konnten nicht gehoben werden. Gewichts-Abnahme 125—122 Pfd.	75	$66^2/_3$
16. 2. 1891. im 11. Mon. n. d. V.	Starke Atrophie des linken dreieckigen Schultermuskels, mangelnde Armkraft. Schmerzen in der Schulter bei Armbewegungen, Kreuzschmerzen.	1. 5. 1891. 75 Tage.	Hebung d. Armkraft. Umfang d. Deltamuskels gew. Ueb. Schmerzen wurde andauernd geklagt; M. erwies sich b. d. Sensibilitätsprfg. als Ueb.treib. Arbts.scheu.	40	$33^1/_3$

Lfd. No.	Aufn. No.	Name, Stand des Verletzten.	Alter des Verletzten.	Berufs-Genoss. des Verletzten.	Tag des Unfalls.	Art der Verletzung.	Art und Dauer der bisherigen Behandlung.
74	50	Friedrich J., Arbeiter aus Gehofen.	43	Ziegelei-Ber.	20. 10. 1890.	Beim Oeffnen des Chausseeschlagbaums Riss von einem eisernen Haken. Risswunde der linken Hand. Sehnenzerreissung.	2½ Woche im Krankenhaus. Sehnennaht in Narkose, passive Bewegungen beim Verbandwechsel. Seit Januar 1891 ohne Behandlung.
75	125	Heinrich B., Arbeiter aus Cheine.	52	Land- und forstwirthsch. Ber. f. d. Prov. Sachsen. Kr. Salzwedel.	7. 11. 1890.	Pferdebiss. Quetschwunde des linken Unterarms. (Sehnenverletzung.)	Krankenhaus 13 Wochen. Seit Februar 1891 ohne Behandlung.
76	42	Gustav F., Arbeiter aus Stassfurt.	42	Magdeburgische Baugewerks-Ber.	19. 7. 1890.	Fall von Gerüst. Complicirter Splitterbruch des rechten Ellbogens.	16. 6.—18. 10. 90 Krankenhaus. Resektion des Ellbogengelenks, passive Bewegungen, Massage.
77	25	Friedrich Sch., Kutscher aus Cracau.	55	Ziegelei-Ber. VII. 44.	16. 6. 1890.	Vom Wagen geschleudert. Aufschlagen der l. Schulter auf das Steinpflaster. Complicirter Splitterbruch des l. Oberarmes.	26 Wochen im Krankenhaus (Eiterung). Seit November 1890 ohne Behandlung.
78	28	Ferdinand H., Ackerbürger aus Plaue.	62	Landwirthsch. Ber. f. d. Prov. Brandenburg XXXIV.	25. 10. 1890.	Sturz von 3 m Höhe. Bruch des linken Schienbeins dicht unter dem Knie.	Häusliche Behandlung, kein Verband. Einreibungen.

Aufnahme in die Heimstätte.	Zustand bei der Aufnahme in die Heimstätte.	Entlass. Dauer.	Erfolg, Zustand bei der Entlassung, Bemerkungen.	Rente	
				vorher %.	nachher %.
17. 2. 1891. im 4. Mon. nach der Verletzung.	Mehrere Narben auf der Beugeseite der Finger. Dieselben können nicht völlig gestreckt werden und nur passiv ganz an den Handteller herangebeugt werden.	5. 5. 1891. 78 Tage.	Die Finger werden durchschnittlich um 1 cm. näher an den Handteller herangebeugt. Trotz consequenter Anwendung von orthopädischen Verbänden, passiven Bewegungen, Massage u. s. w. weitere Besserung nicht zu erzielen. (Sehnendefecte.)	45	40
20. 5. 1891. im 7. Mon. n. d. V.	Verwachsung der Beugesehnen des Unterarms mit der Hautnarbe; teilweise fehlen die Sehnen. Beugekontraktur der Finger (Krallenstellung). Finger unbeweglich. Seitliche Erhebung im Schultergelenk nur bis zur Horizontalen möglich. Mässiger Muskelschwund im linken Arm.	27. 5. 1891. 8 Tage.	Streckung in Narcose verweigert. Desshalb entlassen.	70	$66^2/_3$
11. 2. 1891. im 7. Mon. n. d. V.	2 seitliche Resektionsnarben am Ellbogen; der innere Gelenkknorren fehlt. Zwischen dem äusseren und dem oberen Ende der Speiche ein Spalt von $2^1/_2$ cm. Schlottergelenk. Starke Beugekontraktur im Handgelenk und in den Fingern. Beweglichkeit des Schultergelenks auch beeinträchtigt. Schmerzen im Ellbogengelenk beim Zugreifen.	24. 4. 1891. 73 Tage.	Besserung der Beweglichkeit des rechten Schultergelenks. Der Oberarm kann activ bis zur Horizontalen erhoben werden Beweglichkeit der Finger und des Handgelenks war nicht zu erzielen, bessere active Beweglichkeit des Ellbogengelenks ebenfalls nicht. Körp.-Gew.: 174—176 Pfd.	75	75
19. 1. 1801. im 8. Mon. n. d. V.	Beweglichkeit des linken Schultergelenk ganz minimal. Steifigkeit im rechten Schultergelenk (passive Erhebung des Oberarms nicht bis zur Horizontalen).	28. 4. 1891. 110 Tage.	Die Steifigkeiten durch Massage und passive Bewegung nicht zu beseitigen. Lockerung in Chlorformnarkose vorgeschlagen, aber verweigert. Deshalb Entlassung. Körp.-Gew.: 138—136 Pfd.	100	100
29. 1. 1891. im 4. Mon. n. d. V.	Der linke Unterschenkel dicht unter dem Knie um ca. 30° abgeknickt, der Unterschenkel im Kniegelenk nach aussen verschoben, Kniegelenk: Beugung 10° über den rechten Winkel. Streckung bis auf	28. 4. 1891. 90 Tage.	Gefähigkeit (an Krücke u. Stock) gebessert. Treppensteigen ohne fremde Hilfe möglich. Schmerzen andauernd. Fest angelegte Flanellbinde gewährt Erleichterung. Gewichtszunahme: 142—147.	100	100

Lfd. No.	Aufn. No.	Name, Stand des Verletzten	Alter des Verletzten	Berufs-Genoss. des Verletzten	Tag des Unfalls.	Art der Verletzung.	Art und Dauer der bisherigen Behandlung.
79	51	Carl K., landw. Arbeiter aus Prittisch.	30	Posensche landwirthsch. Ber. Sektion Schwerin a W.	14. 2. 1890.	Ueberfahren. Complicirter Bruch des rechten Ellbogengelenks.	Häusliche Behandlung, beim Verbandwechsel passive Bewegungen.
80	44	Carl R., Schmied aus Rieder.	46	Nordwestl. Eisen- und Stahl-Ber.	18. 12. 1888.	Verbrennung des rechten Zeigefingers mit Eröffnung des ersten Gelenks desselben (durch glühendes Eisen).	Häusliche Behandlung. 21. 9.—5. 10. 89 chirurg. Klinik zu Halle. 3. 6.—14. 10. 90 im Institut des Dr. Hönig Breslau. 11. 12. 90—13. 2. 91 im Berliner Medico-mechanischen Institut.
81	29	Andreas Z., Bodenmeister aus Gr.-Rottmersleben.	44	Zucker-Ber. XXIII. 1403.	8. 10. 1890.	Quetschwunde am r. Daumen. Zellgewebsentzündung der rechten Hand.	10. 10.—19. 11. im Krankenhause. Seit December 1890 keine Behandlung mehr.
82	43	August L., Arbeiter aus Köthen.	53	Zucker-Ber.	16. 4. 1840.	Sturz von 6 m Höhe auf Steinfliesen. Bruch des r. Schulterblatts.	Im Krankenhaus Gröningen 17.—23. 4. 90, dann Electricität, Massage (von einer Krankenpflegerin). 27. 9. Bewegung des Arms in Chloroformnarkose. Vom 15. 10. 90.—13. 2. 91 im Berliner Medico-mechanischen Institut behandelt.

Aufnahme in die Heimstätte.	Zustand bei der Aufnahme in die Heimstätte.	Entlass. Dauer.	Erfolg, Zustand bei der Entlassung, Bemerkungen.	Rente vorher %.	Rente nachher %.
	fehlende 30°. Geht an Krücke und Stock. Kann Treppen ohne fremde Hilfe nicht steigen. Starke Schmerzhaftigkeit beim gehen. Starker Muskelschwund.				
19. 2. 1891. im 13. Mon. nach der Verletzung.	Narben am Ellbogengelenk. Der Unterarm steht gewönlich in ca. 90° Beugung. Aktive Beugung desselben von 80° bis 110°. Kraft der Arme beiderseits gleich. Sehne des zweiköpfigen Beugers straff gespannt.	14. 3. 1891. 24 Tage.	Streckung war nicht möglich. Operation verweigert.	30	33⅓
13. 2. 1891. im 26. Mon. n. d. V.	Starke Schultersteifigkeit (Erhebung des Oberarmes nicht bis zur Horizontalen möglich). Bewegung im Handgelenk auch beschränkt. Faustschluss nicht möglich. Das verletzte Fingergelenk völlig steif. Hand bläulich rot verfärbt. Vom Schiedsgericht zur Begutachtung gesandt (Verdacht auf Simulation).	15. 4. 1891. 62 Tage.	Vorhandensein einer traumatischen Neurose festgestellt; Verdacht auf Simulation nicht bestätigt (mechanische Muskelerregbarkeit am r. Arm gesteigert, ebenso das rechte Kniephänomen, Sensibilität (auch die tiefe) auf dem r. Arm erloschen, auf r. Brust- u. Rückenseite herabgesetzt. Geschmack u. Geruch rechts herabgesetzt. Gewichtszun. 151—154 Pfd.	33⅓ Berufung	75
30. 1. 1891. im 4. Mon. n. d. V.	Die Finger der rechten Hand können activ nicht zur Faust geschlossen werden.	26. 4. 1891. 87 Tage.	Fingerbewegungen gebessert. Faustschluss ohne besondere Anstrengung möglich. Körp.-Gew.: 149—156 Pfd.	35	33⅓
13. 2. 1891. im 10. Mon. n. d. V.	Steifigkeit des Schultergelenks (Oberarm passiv nicht bis zur Horizontalen zu erheben).	4. 4. 1891. 51 Tage.	Ohne Erfolg mit Massage, Uebungen und warmen Bädern behandelt. Traumatische Neurose constatirt. (Gemüthsdepression, Pupillendifferenz, Einengung des Gesichtsfeldes, halbseitige Herabsetzung des Geruchs u. Geschmacks, Ungleichheit des Pulses, Kühle und bläuliche Verfärbung des rechten Unterarm nebst Hand. Veränderungen der Muskelerregbarkeit, Gefühlsstörungen, Kopfschmerzen.)	?	100

Dr. Erwin Kirsch, Assistenzarzt der Heimstätte für Verletzte.

Aus der interessanten Broschüre des Herrn Dr. med. Ferd. Bähr, Vorstehers des medico-mechanischen Instituts in Karlsruhe, über die Unfalls-Berufgenossenschaften des deutschen Reiches mit Bezug auf die Schwedische Heilgymnastik führen wir Folgendes an: »Die Benützung der Anstalt seitens der Berufsgenossenschaften hat seit Veröffentlichung unseres letzten Prospektes vom 1. April d. J. so wesentlich zugenommen, dass eine erhebliche Anzahl weiterer Fälle in der Anstalt behandelt werden konnten, und sehen wir uns deshalb veranlasst, theils um eine Übersicht über die erreichten Resultate zu geben, theils um die Berufsgenossenschaften abermals auf die Zweckmässigkeit einer derartigen Behandlung aufmerksam zu machen, die behandelten Fälle zur Kentniss derselben zu bringen.

Die Behandlung einer Reihe von Zuständen, welche im Anschluss an Unfälle und die dadurch meist bedingte längere Ruhigstellung der verletzten Extremität als Gelenksteifigkeiten, Schwäche der Muskulatur, sogenannte Inaktivitätsatrophie etc. zurückbleiben, — seit Jahren in *Medico-mechanischen Instituten* gehandhabt, — hat sich durchgehends so sehr bewährt, dass man schon wiederholt von Seiten der *Berufsgenossenschaften* auf den grossen Vortheil aufmerksam gemacht hat, welchen diese Anstalten durch die bestmögliche Wiederherstellung der Verletzten einerseits, andererseits *durch die Aussicht auf die weitgehendste Herabsetzung der Rente* für die Genossenschaften bieten.

Es liegt auch auf der Hand, dass diese Institute, welche sich ausschliesslich mit diesem Zweig der Heilkunde befassen, weit besser in der Lage sind, den Verletzten die geeignete Behandlung, bestehend in *Gymnastik*, *Massage* und *Elektricität*, angedeihen zu lassen, als jedes Krankenhaus, in welchem diese Heilfaktoren nur in untergeordneter Weise angewendet werden.

Dazu kommt noch, dass die *Medico-mechanischen Institute der Leitung von Specialärzten unterstehen, deren Thätigkeit sich ausschliesslich auf die Behandlung solcher Fälle beschränkt*, somit also die denkbar günstigsten Bedingungen für eine sachgemässe Behandlung geboten sind.

Das Medico-mechanische Institut, Karlsruhe, hat seit einem Jahre die geeigneten Fälle einer Anzahl süddeutscher Berufsgenossenschaften aus Baden, Württemberg, Hessen, Elsass-Lothringen und der Rheinprovinz in Behandlung gehabt und dabei recht gute Erfolge erzielt, wie dies wiederholt von andrer Seite hervorgehoben wurde. Wir weisen den hierfür Interessirten auf die Tabellen der Berufsgenossenschaften hin.

X. Die Behandlung der Scoliosen.

Wir haben nun stufenweise das ganze grosse Gebiet durchwandert, in welchem die hohe Bedeutung der gymnastischen Behandlung bei einer Menge von Krankheitsformen klar hervortritt, und wir hegen den lebhaften Wunsch, dass unsere Ausführungen nicht als Ausdruck des Enthusiasmus eines überspannten Fanatikers angesehen werden, sondern vielmehr als Ausfluss einer inneren Überzeugung des unbefangenen Kritikers, der für seine als wahr erkannten und wohlbewährten Theorien bei anderen, mehr skeptischen Berufsgenossen, so gern Propaganda machen möchte. Es giebt wenige Berufsklassen — wenigstens auf dem Gebiete der Wissenschaft — welche so konservativ wären, wie die Ärzte; sie halten oft — so zu sagen — mit Zähigkeit fest an der Autorität ihrer Studien und deren Ergebnisse, so dass erst schwerwiegende Gründe, überzeugende, unwiderstehliche Argumente genannten Konservatismus zu erschüttern im Stande sind, um neuen Ideen und Vorstellungen, die ihrem Studienkreise fern lagen, Eingang zu verschaffen. Ist es gelungen, einige Lichtstrahlen auf dieses bisher nicht genug gekannte und gewürdigte Gebiet zu werfen, so ist meine Bemühung nicht verfehlt und meine Arbeit nicht vergeblich gewesen. Für den offenen, ungeschminkten Ausdruck meiner Überzeugung muss ich aber auch die Nachsicht des geschätzten Lesers in Anspruch nehmen; dasselbe geschieht auch, da ich in Folgendem als Schlussstein des Ganzen, eine der Krankheitsformen berühre, bei welcher die Gymnastik und ihre Gehilfin und treue Bundesgenossin, die Orthopädie, wirklich als ein Specificum bezeichnet werden müssen. Über diese Krankheit, ihre Aetiologie und über ihre historische Entwicklung könnten mit Leichtigkeit ebenso viele Seiten geschrieben werden, als die ganze vorliegende Arbeit enthält. Wir meinen hiermit die pathologische oder krankhafte Veränderung des Rückgrates und seiner Muskeln, welche *Scoliosis* oder *Rückgratskrümmung* genannt wird. Existirte dieses Leiden nicht, so zählten wir sicherlich in unseren Instituten nur wenige weibliche Patienten, aber welche Frau will wohl ihr ganzes Leben hindurch mit einem Gebrechen behaftet sein, das hier und da freilich kaum bemerkt wird, aber bei einigen wiederum derartige Dimensionen annimmt, dass es das ganze Leben des jungen Weibes vergiften kann. Die Anzahl der Scoliosisleiden ist in der That bei dem weiblichen Geschlechte so sehr überwiegend und die Bedeutung der Krankheit, sowohl mit Bezug auf die Symptome als auf die Prognose, so verhängnissvoll, dass wir uns berechtigt sehen, die Scoliosis eine eigentliche *Frauenkrankheit* zu nennen. Auf keinem Gebiete der ärztlichen Praxis sind so viele verschiedene Theorien aufgestellt und so mannigfaltige Behandlungsmethoden geltend gemacht worden, wie auf diesem. Während die Einen die Ursache der Krankheit nur in den krankhaften Veränderungen der Muskulatur suchten, war es ja ganz naturgemäss, dass man die Behandlung ausschliesslich auf die kranken Muskeln richtete und Gymnastik anwandte. Andere aber waren der Ansicht, dass die Ursache der Skoliose viel tiefer lag, dass dieselbe sowohl die Wirbel, als auch die Ligamente angreife und ganz und gar eine Bildungsanomalie sei, welche sich weit hinaus bis in die embryonalen Verhältnisse erstrecke. Für sie war die orthopädische Behandlung Alles, Streckbetten und Bandagen in allen möglichen und unmöglichen Formen, so dass es kaum einen Orthopäden oder einen Fabrikanten chirurgischer Instrumente giebt, der sich nicht durch die Erfindung einer neuen Bandage verewigt hätte. Unseres Erachtens urtheilt Dr. Nebel ganz richtig, indem er den schwedischen Arzt und Orthopäden Herman Sätherberg citirt, der vor 40 Jahren behauptete, dass in der Verbindung von gymnastischer mit maschineller Behandlung das Wahre liegt. Wenn die Heilgymnastik, setzt Nebel fort, Anspruch darauf erhebt, das *einzig* rationelle Mittel, zumal gegen Rückgratskrümmungen, zu sein, so schiesst sie weit über das Ziel hinaus; wenn sie aber beansprucht, unter

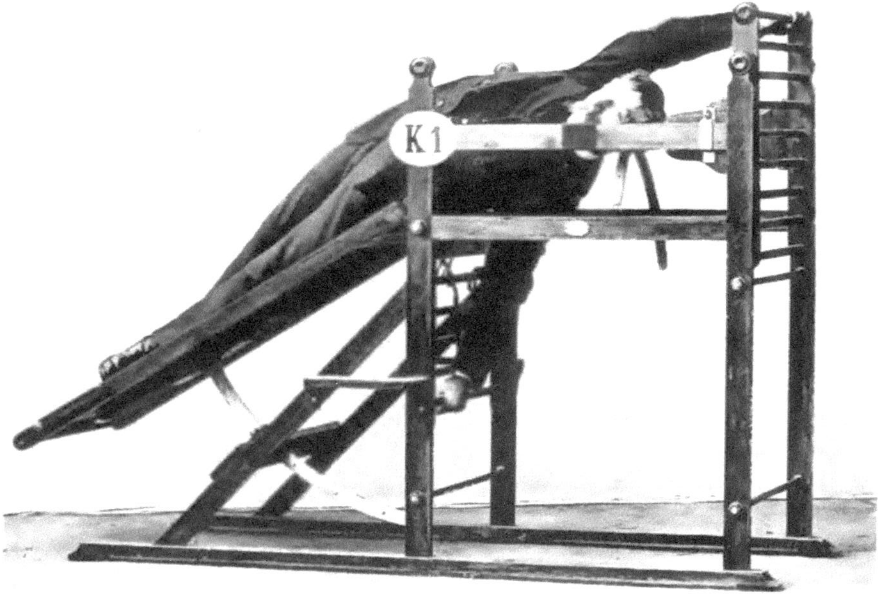
K1

den gegen Scoliosen anzuwendenden Mitteln an *erster* Stelle genannt zu werden, so vertritt sie ihr gutes Recht.

In Schweden vergisst man oft über dem nicht genug zu lobenden Bemühen, den Kindern eine bessere Haltung beizubringen und ihre eigenen (Muskeln) Mittel zur Erzielung und Innehaltung einer besseren Figur erzieherisch heranzuholen, dass man manchmal auch Grund hat, jenen Indicationen zu entsprechen, welche in den am Bandapparate und Knochengerüste wahrnehmbaren oder drohenden Veränderungen gegeben sind. *Bei uns* vergisst man zu sehr, dass mit der die Belastungsdifformität bekämpfenden, dem Druck entgegenarbeitenden Einbandagirung lokal oft wenig geholfen, der allgemeinen Gesundheit aber grosser Schaden zugefügt wird, wenn man daneben nicht durch Gymnastik für Erhaltung der Beweglichkeit in den Wirbelgelenken, für Übung der in Folge von Unthätigkeit in Atrophie verfallenden Muskulatur und für Erhaltung eines guten Allgemeinbefindens Sorge trägt.

Es werden vielfach bei leichten, einfachen Scoliosen Korsette und andre Apparate angelegt, wo gymnastische Behandlung allein am Platze wäre, und leider glauben viele Ärzte genug gethan zu haben, wenn sie ein Korsett ordinirt. Oft steht die durch Korsette bewirkte Correctur in gar keinem Verhältnisse zu der durch Immobilisirung des Rückens und der Brust, — bei Versäumniss zweckmässiger Allgemeinbehandlung entsprechender Kräftigung der Rumpfmuskulatur, — bewirkten Schädigung an Beweglichkeit, Gesundheit und Lebensfrische.

Kann Gymnastik allein auch, da sie die schiefe Belastung nicht dauernd aufzuheben vermag, oft keine Heilung der Deformität bringen, so setzt sie den zwar mehr oder weniger scoliotisch bleibenden Patienten doch in den Stand, sich selbstthätig eine bessere Haltung mittels seiner Muskulatur zu geben und bis zu einem gewissen Grade zu erhalten und so weiterer Zunahme der Misstaltung entgegenzuwirken. Das Opfer rein maschineller Behandlung ist und bleibt ein ganz von seinem theueren, oft der Reparatur und Erneuerung bedürftigen Apparate abhängiger, steif und schwach gemachter Krüppel.»

Unzweifelhaft hat Dr. Nebel in Obigem diese beiden Richtungen mit ihren Vorzügen und Schwächen treffend charakterisirt.

Vollkommene Klarheit über das innerste Wesen dieser Krankheit haben wir noch nicht erlangt; einen bedeutenden Fortschritt in der Erkenntniss der pathologischen Anatomie und Patogenese dieser Krankheit verdanken wir dem jetzigen Professor A. Lorenz in Wien, durch sein Werk: Die Pathologie und Therapie der seitlichen Rückgratsverkrümmungen, Wien 1886. Ein ebenso epochemachendes Mittel zur Gewinnung eines tieferen Einblicks in das Wesen dieser Krankheit und ihrer mechanischen Missverhältnisse bietet der von Dr. Zander i. J. 1882 konstruirte *Rumpfmessapparat* und der 1887 von ihm erfundene *Querschnittsmesser*. Früher, sagt Zander, im Nord. med. Archiv, Band XXI N:o 22, hat die Behandlung dieser Leiden mich nicht besonders interessirt, denn mir fehlte, was ich als unerlässliche Bedingung für ein vollkommen wissenschaftliches Verfahren hielt, nämlich ein Instrument, mit welchem die Haltung und Form des Körpers mit Leichtigkeit bestimmt werden könnte. Wie sollten wir zuverlässige Klarheit und genügende Genauigkeit über die Wirkung der verschiedenen Bewegungen, wie über das Resultat der Behandlung im Ganzen gewinnen?

Wir haben uns an anderer Stelle über diesen Messapparat folgendermassen geäussert: Alles Menschliche ist mit Fehlern behaftet, denn nichts Unfehlbares schafft die Menschenhand, aber wohl nähert sich der Zander'sche Apparat dem Ideale des Vollkommenen. Wenn man nach jeder vorgenommenen Messung niemals einen Irrthum des Apparate über den Charakter der Skoliose bemerkt, so muss man demselben Vertrauen schenken; und welches andere Instrument vollzieht diese Messungen besser und exakter? Freilich kann das Bild dem Auge des oberflächlichen Beobachters zuweilen gewisse unerklärliche Eigenthümlichkeiten zeigen, ja manchmal sogar kleinere Fehler, aber nimmt man die Messungen in kurzen Zwischenräumen wiederholt vor und vergleicht dann die Bilder, so werden diese scheinbaren Fehler bald entdeckt und deren Ursachen leicht erklärlich erscheinen. Ein grosser Vorzug des durch die Messung gewonnenen Bildes liegt darin, dass wir stufenweise die Wirkung der Behandlung verfolgen und augenblicklich beurtheilen können, ob und inwiefern wir die Haltung oder Schiefheit des Patienten »übercorrigirt» haben; eine Kontrolle, die sich recht oft

K 2

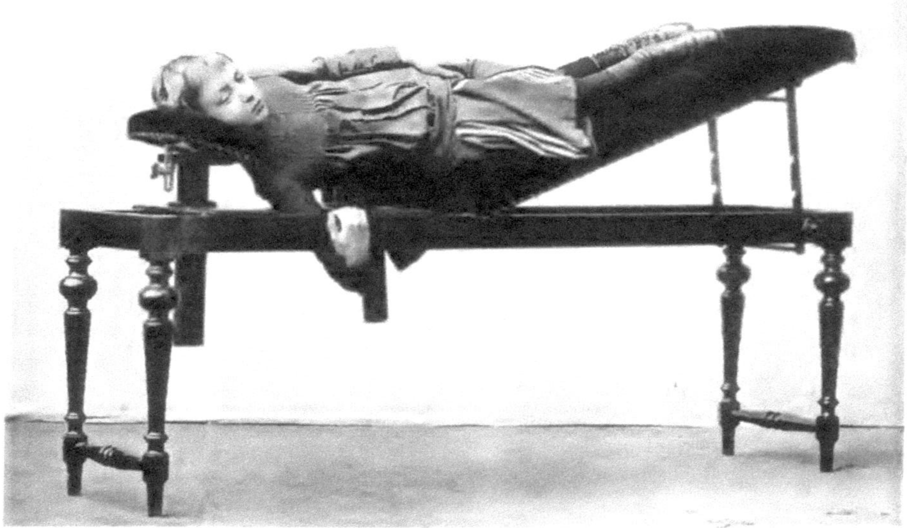

während unserer Behandlung glänzend bewährt hat. Der Preis eines solchen Apparats, sagt Zander, ist leider sehr hoch, circa 1,000 Reichsmark, aber da es ein Messungsapparat in grosser Skala ist, welcher die grösste Genauigkeit bei der Anfertigung erfordert und nicht fabriksmässig hergestellt werden kann, ist es unmöglich ihn billiger zu liefern. Aber auch dieser Preis sollte für den Arzt oder die Anstalt kaum in Betracht kommen, wo es gilt, der verantwortlichen Aufgabe gerecht zu werden, im Laufe jedes Jahres an 50 oder mehr skoliose Patienten zu behandeln. Für Jeden, der die Arbeiten der neuesten Zeit über Skoliose studirt hat, liegt es auf der Hand, dass viel tiefere Veränderungen als auf der einen Seite hypertrophirte, auf der anderen atrophirte Muskeln dem Übel zu Grunde liegen und dass die einseitige Bemühung um die Entwickelung der Muskeln nicht zum Ziele führen kann. Durch die Konstruirung seiner orthopädischen Apparate hat also Zander unzweifelhaft die Behandlung der Skoliose um einen gewaltigen Schritt vorwärts gebracht. Selbst wenn wir seine Ideen bei dem einen oder andern seiner Vorgänger wiederfinden, ist Zander doch als bahnbrechend anzusehen, da es ihm gelang, auf eine viel einfachere, faktisch weniger gewaltsame und doch durchgreifende Art die schwierige Aufgabe zu lösen. In seiner jüngsten Arbeit: »Die Behandlung der habituellen Skoliose mittels mechanischer Gymnastik» erklärt er klar und deutlich seine Auffassung, dass nämlich die habituelle Skoliose oftmals die Basis bildet, auf welcher sich die Krankheit zu immer schwereren Formen entwickelt.

Prof. Dr. Lorenz in Wien, sagt Dr. Zander, giebt uns folgende Definition der habituellen Skoliose: »Sie ist die durch Veränderungen der Ligamente und des Knochenbaues fixirte und konsolidirte skoliotische Haltung». Wäre diese Definition vollkommen richtig, so wäre die Wirksamkeit des Orthopäden bezüglich der Skoliose ziemlich beschränkt und fast aussichtslos. Ich glaube vielmehr, es müsste heissen: »Die mehr oder weniger fixirte skoliotische Haltung», und Dr. Lorenz zeigt auch an anderer Stelle, dass dies eigentlich seine Meinung ist. Denn warum sollten wir die lateralen Rückgratskrümmungen nicht als Scoliosen bezeichnen, welche der Patient zum Theil oder ganz und gar zu corrigiren vermag, wenn auch mit Anstrengung und nur auf kurze Zeit? Diese beiden Gruppen sind doch bestimmte pathologische Zustände, zu deren Entfernung bestimmte therapeutische Massregeln erforderlich sind und uns zuweilen viele Arbeit verursachen können. Die skoliotische Haltung ist anfangs physikalisch und wird allmählich pathologisch, und sie wird eine solche durch Gewohnheit, d. h. der Patient nimmt diese Haltung ein, sobald er nicht seine Aufmerksamkeit darauf richtet, sie zu unterlassen. Wir können dann dessen gewiss sein, dass unsymmetrische Veränderungen in den konstituirten Theilen des Rückgrates eingetreten sind. Will man mit dem Begriff Scoliose das ganze dahin gehörige Material umfassen, mit welchem der Orthopäde arbeitet, so muss man sagen: die habituelle Scoliose ist die zur Gewohnheit gewordene scoliose Haltung. Aber worin liegt denn die Ursache der scoliotischen Haltung? Die sie erzeugende Ursache ist — meines Erachtens — das für die heranwachsende Generation allzu anhaltende Stillsitzen, das wiederum durch die übertriebenen Ansprüche, welche man heutzutage an die Schulbildung stellt, nothwendig gemacht wird. Es ist nicht meine Aufgabe, hier zu untersuchen, ob und von welchen Gesichtspunkten aus diese Ansprüche berechtigt sind; aber in meiner Eigenschaft als Heilgymnast und Arzt, der jährlich hunderte von schwachen und überanstrengten Mädchen zu behandeln hat, bin ich mit den Folgen des Missverhältnisses zwischen der Arbeit, die gefordert wird, und der, die ohne Schaden für die physische Entwickelung geleistet werden kann, sehr wohl bekannt. Warum haben wir keine Mädchenschulen, in denen die intellectuelle Ausbildung, welche ja doch in die reifere Altersperiode gehört, der physischen Entwickelungsarbeit etwas mehr Zeit und Ruhe gönnt? Haben ja gerade die kostbaren Jahre des Wachsthums der hochwichtigen Aufgabe gerecht zu werden, einen gesunden, starken und widerstandsfähigen Körper heranzubilden. Würde diese Aufgabe gebührende Beachtung finden und nicht leichtfertig hintenangesetzt werden, dann wäre dem schweren Leiden, das uns soeben beschäftigt, eine Grenze gesetzt, einem Leiden, das in geringeren Graden leicht zu verhüten und zu heilen ist, aber bis zu einem gewissen Höhepunkte gediehen, den Anstrengungen der Kunst und Wissenschaft beharrlich trotzt.

Die scoliotische Haltung ist — wie gesagt — zuerst physiologisch, d. h. das Rückgrat nimmt die Krümmungen und

Drehungen an, welche mit seiner normalen Konstruction vereinbar sind. Diese Abweichungen von der geraden Haltung sind eine Folge davon, dass die activen Elemente, die Muskeln, ermüden und erschlaffen, besonders während des vielen Schreibens. Dazu kommt das gewöhnliche Missverhältniss zwischen der Höhe des Stuhles und Tisches und die ungenügende Breite des letzteren, welche die Schülerin förmlich zwingt, den Rücken zu krümmen, was in der Regel nach links hin geschieht, um mehr Spielraum für den schreibenden rechten Arm zu erlangen. Aber da die physiologischen Grenzen für die Bewegung der Gelenke erreicht und die als active Ligamente functionirenden Muskeln unthätig sind, so sind es nicht mehr die tragenden Elemente des Rückgrats, die Wirbel, die allein die Körperschwere tragen, sondern auch die ligamentösen und knöchernen Partien, welche die Ausdehnung des physiologischen Bewegungsumfanges über eine gewisse Grenze hinaus hemmen. Die Körperschwere hängt gleichsam an diesen hemmenden Theilen, und da dies während der ganzen Schulzeit fast täglich und stundenlang der Fall ist, darf es nicht Wunder nehmen, dass diese Theile, welche für einen solchen Zweck nicht konstruirt sind, allmählich nachgeben, zusammengedrückt, unförmlich oder ausgedehnt werden. Dazu kommt, dass sich der Druck, der auf den Wirbeln bei einer Rückgratskrümmung lastet, je nachdem die Wirbel von der Schwerpunktslinie des Körpers abweichen, immer mehr auf die concavseitige Wirbelhälfte überträgt, wodurch die keilförmige Missbildung der Wirbelkörper entsteht; ferner verderben gewissermassen selbst unbedeutende Veränderungen der konstituirenden Theile des Rückgrats den ganzen Mechanismus, erschweren oder hindern die Muskeln bei ihrer Aufgabe, das Rückgrat wieder in grade Haltung zu bringen und verwirren die Auffassung des Patienten über die grade Haltung. Ist daher die Scoliose bis zu einem gewissen geringen Grade gedichen, so hat sie eine stets wachsende Tendenz, grösser zu werden. Sich selbst überlassen, nimmt sie oft mit einer erschreckenden Geschwindigkeit zu, und man muss sich glücklich schätzen, wenn sie, schliesslich unter Behandlung gekommen, in ihrer weiteren Entwickelung gehemmt werden kann. Auch die Fälle, welche noch Aussicht auf Verbesserung bieten, setzen die Geschicklichkeit, Hilfsmittel und Geduld des Orthopäden auf eine schwere Probe, besonders dann, wenn — wie gewöhnlich der Fall ist — während der 7—8 Stunden in der Schule und im Hause das niedergerissen wird, was die Gymnastik in einer einzigen Stunde aufgebaut hat.

Kann also wirklich die Gymnastikbehandlung einige Aussicht bei so ungleichem Kampfe haben? Ich zögere nicht, diese Frage mit »Ja» zu beantworten, denn Resultate sind erzielt worden, auch da, wo ich selbst daran zweifelte, und zwar derartige, dass ich der Überzeugung bin, könnte nur die Behandlungszeit in ein einigermassen richtiges Verhältniss zu den zu überwindenden Schwierigkeiten gebracht werden, und kämen die Leiden nicht zu spät unter Behandlung, dann würde niemals eine schwerere habituelle Scoliose vorkommen.

Die Behandlung im Ganzen brauchte desshalb durchaus nicht langwieriger zu werden, im Gegentheil, würde sie im Anfange mehr koncentrirt, energischer angewandt werden, so könnten grössere Resultate in viel kürzerer Zeit erreicht und nachher nur eine weniger zeitraubende, mehr allgemein stärkende und präservirende Behandlung vorgenommen werden. Letztere, eine Stunde täglich Gymnastik, wäre doch unerlässlich, da die erzeugenden Einflüsse während der ganzen Schulzeit fortbestehen und man daher stets gegen einen etwaigen Rückfall auf der Hut sein muss. Eine koncentrirte Behandlung, wie ich sie mir denke, kann indess nicht anders als durch Errichtung von orthopädischen Instituten bewerkstelligt werden, wo alle Patienten zugleich Pensionäre wären, wo alles darauf hinzielte, den ganzen Tag hindurch die korrigirenden Einflüsse auf sie einwirken zu lassen und wo Studien allerdings betrieben würden, aber so geordnet, dass sie das Streben für die Hauptaufgabe der Anstalt nicht beeinträchtigten. Ich bin überzeugt, dass 6 Monate in einer solchen Anstalt mehr ausrichten würden, als 2 Jahre der üblichen Behandlung: im Winter eine Stunde täglich Gymnastik, im Sommer vielleicht gar keine Pflege. Allein ein solches Unternehmen kann ohne die kräftige Unterstützung seitens der Herren Ärzte nicht ins Leben gerufen werden. Was nun die Behandlung in meinem Institute betrifft, so ist das leitende Princip, während der Gymnastikstunde möglicht anhaltende und kräftig korrigirende Einflüsse auf die Patienten einwirken zu lassen. Die bald eintretenden und stets wachsenden unsymmetrischen Veränderungen in den inactiven Theilen des Rückgrats müssen beseitigt werden. Es ist, als ob alle diese Veränderungen zusammen eine schiefe Fläche bildeten, auf welche die Körperschwere unaufhörlich drückt, und dadurch nimmt die Schiefheit immer grössere Dimensionen an. Man muss also versuchen, die Körperschwere auf die entgegengesetzte Seite hinüberzuleiten, so dass die verschiedenen Wirkungen des Drukkes an der anderen Hälfte der Wirbel und der Intervertebralknorpel sich äussern, denn dadurch wird die gleiche Biegsamkeit des Rückgrats nach beiden Seiten hin wiederhergestellt und der Neigung, immer den Rücken nach derselben Richtung hin zu krümmen, wird somit entgegengearbeitet. Dieser *statische* Theil der Behandlung kann auf mannigfache Weise zu Wege gebracht werden, während der Patient ganz passiv auf sich einwirken lässt. Seine Muskeln aber müssen auch mithelfen. Es ist ja bekannt, wie der Tonus und die Elasticität sich verändern, wenn ihre Insertionspunkte eine längere Zeit näher an einander oder weiter aus einander gebracht werden. Sitzt man eine längere Zeit mit gekrümmtem Rücken, so ist es nicht so leicht, ihn wieder grade zu richten, als sofort nach der Krümmung, und diese Schwierigkeit wird grösser, desto schwächer die Muskeln sind. Diese müssen daher geübt und gestärkt werden, nicht nur um zur Umformung der inactiven Theile beizutragen, sondern auch um selbst in lebenskräftigem Zustande zu bleiben. So lange das Rückgrat steif und fixirt ist, können die Muskeln natürlich nicht zu dessen Gradhaltung beitragen, aber sobald es beginnt weich zu werden und einige Beweglichkeit wahrnehmbar ist, fällt den Muskeln eine wichtige Aufgabe zu, nämlich: die Krümmungen so lange als möglich gerade zu richten und dadurch zur Wiederherstellung des normalen Druckes auf die verunstalteten Wirbel beizutragen. Die *statische* Behandlung muss mit der *dynamischen* Hand in Hand gehen, denn sie complettiren einander und erst gemeinsam wirkend bilden sie ein Ganzes. Auch im gymnastischen-orthopädischen Institut in Stockholm hat man von jeher diese Regel befolgt.»

Das Studium dieser Leiden ist so komplicirt und setzt in der That so tiefe Kenntnisse sowohl in der Anatomie, als in der mechanischen Wissenschaft voraus, dass wir mit Recht bezweifeln, ob unsere gewöhnlichen hier in Schweden prakticirenden Gymnasten (wir meinen hiermit nicht unsere Gymnastikärzte) diese Krankheit in ihrem vollen Umfange erfassen, ja ob sie auch nur im Stande sind, sie richtig beurtheilen zu können. Dr. Zander protestirt gegen die Behandlung der Scoliose durch Unberufene mit folgenden ernsten Worten: »Es wäre ein durchaus unbilliges Verlangen, dass ein junger Gymnast allein, ohne alle Vorbedingungen zu einer genauen, objektiven Auffassung des ihm anvertrauten Krankheitsfalles und ohne alle Hilfsmittel zur richtigen Behandlung, das ausrichten soll, was möglicherweise nur einem orthopädischen Institut, mit seinen grösseren Ressourcen sowohl zur Diagnose, wie zur Behandlung und Controlle, gelingen kann. Dass der Gymnast diese Aufgabe dennoch übernimmt, beweist nur, dass er keine blasse Ahnung von den Schwierigkeiten hat, die mit einer Behandlung der Scoliose verbunden sind. Oder kann etwa das äusserst complicirte Problem, ein gekrümmtes Rückgrat gerade zu richten, mit weniger Bedenken als andere Aufgaben im Leben Personen überlassen werden, denen die nöthigen Voraussetzungen fehlen? Würde man denn sonst eine hauptsächlich mechanische Aufgabe ohne Weiteres Jemandem übertragen, der weder Sinn für Mechanik gezeigt hat, noch auch die zur mechanischen Auffassung erforderlichen Vorkenntnisse besitzt?! Ich, der ich mich mein ganzes Lebelang mit der Anwendung der Mechanik im Dienste der Medicin beschäftigt habe, muss ja nicht selten stundenlang darüber nachdenken, wie ich eine gewisse Bewegung so anordne, dass sie gerade das, was ich will — und nichts anderes — bewirke! Die Scoliose kann ausserdem nicht von einer Person allein, ohne Gehilfen und Apparate, welche besonders für diesen Zweck instruirt und construirt sind, behandelt werden. Eine solche Behandlung ist im allergünstigsten Falle nur ein Zeitverlust, gewöhnlich aber auch unheilvoll wegen Versäumniss der rechten Zeit, in der man wirklich etwas gegen das Übel hätte ausrichten können.»

Niemand hat die Behandlung auch nur einer gelinden Schiefheit derart in seiner Hand, dass er für den Ausgang garantiren könnte, und darum können auch doppelseitige stärkende Bewegungen, d. h. das gewöhnliche pädagogische Turnen *allein* ein solches Übel nicht beseitigen. Diese Behauptung verringert keineswegs die Bedeutung der sog. pädagogischen Gymnastik als ein wichtiges prophylaktisches Mittel, von uns Allen hier in

Schweden voll anerkannt. Die Krankheit recidivirt so leicht während der Jahre des Wachsthums, denn die erzeugenden Ursachen sind immer noch vorhanden, und daher ist oft eine fortgesetzte Behandlung während der ganzen Schulzeit des Mädchens erforderlich, will man der Hemmung und Heilung gewiss sein. Eine kräftige Bandage, so kunstfertig und genial sie auch konstruirt sein mag, kann unzweifelhaft dazu beitragen, den Körper zu unterstützen und die Schiefheit zu corrigiren, aber ohne gleichzeitige Anwendung von Gymnastik kann sie weder das Übel hemmen noch beseitigen, und *allein* angewandt ist sie — sit venia verbo — ein Spinngewebe gegen die Gefahr; denn unter dem Corset kann die Scoliose nicht selten sehr schwere Entwicklungsformen annehmen.

Die von Zander mit seiner Behandlung gewonnenen Resultate findet man in den Tabellen, die Dr. Nebel in seinem Werke aufgestellt hat (S. 351—353); ebendaselbst und in Dr. Hasebroeks Bericht über die veröffentlichten Messungsbilder.

XI. Die Mittel zur Behandlung der Scoliose.

Das Armamentarium von Apparaten, das ein kleineres Institut, welches etwa an einem kleineren Platze oder an einem Kurorte sich befindet, nöthig hat, ist nicht so gross und auch nicht so kostspielig, dass die Anschaffung mit Schwierigkeiten verknüpft wäre, denn nach Zanders Angabe kann man sich in den meisten Fällen mit folgenden Apparaten behelfen:

K 1, K 2, K 3, K 4, L 1, L 2, L 3, L 4, L 5, L 6, A 2, A 3, C 5, C 6, C 7, C 8, C 10; und — last but not least — dem Rumpfmessapparat; der Querschnittsmesser ist allerdings sehr interessant und nützlich, aber doch nicht absolut nothwendig.

Im Nachstehenden werden wir — nach Zander — die Principien und den Zweck genannter Apparate auseinandersetzen, indem wir mit den am meisten charakteristischen dieser orthopädischen Lagerungsapparate beginnen.

Die orthopädischen Apparate sollen durch einen passend angebrachten Druck auf abnorme Krümmungen des Rückgrates corrigirend wirken, wobei theils retrahirte Muskeln und Bänder, welche die Wirbel in schiefer oder gedrehter Haltung zu einander fixiren, *gedehnt* werden, theils der in der Krümmungsconcavität gelegene Theil der Zwischenwirbelscheibe *entlastet*, der in der Konvexität gelegene dagegen unter stärkeren Druck gesetzt wird. Diese Wirkung wird dadurch erleichtert oder erhöht, dass der Patient sich in liegender oder hängender Stellung befindet, wodurch die Belastung des Rückgrats aufgehoben oder dieses sogar von einem Theile des Körpergewichts gedehnt wird.

ERSTE GRUPPE.

K 1.

Seitenhängapparat.

Dieser wird angewendet, um corrigirend auf die Seitenkrümmung bei einer totalen C-förmigen oder auf die dorsale Krümmung bei einer S-förmigen Scoliose zu wirken.

K 2.

Seitendruckapparat.

Er wird angewendet, um auf Lendenkrümmungen corrigirend zu wirken.

K 3.

Brustkorbdreher

hat die Aufgabe, das gefährlichste und am schwersten zu bekämpfende Symptom der Scoliose: die Rotation der Rückenwirbel und die Verdrehung des Brustkorbes zu bekämpfen, zu vermindern oder zu heben. Er findet seine häufigste Anwendung gegen Dorsalkrümmungen, wird indess auch mit Vortheil bei

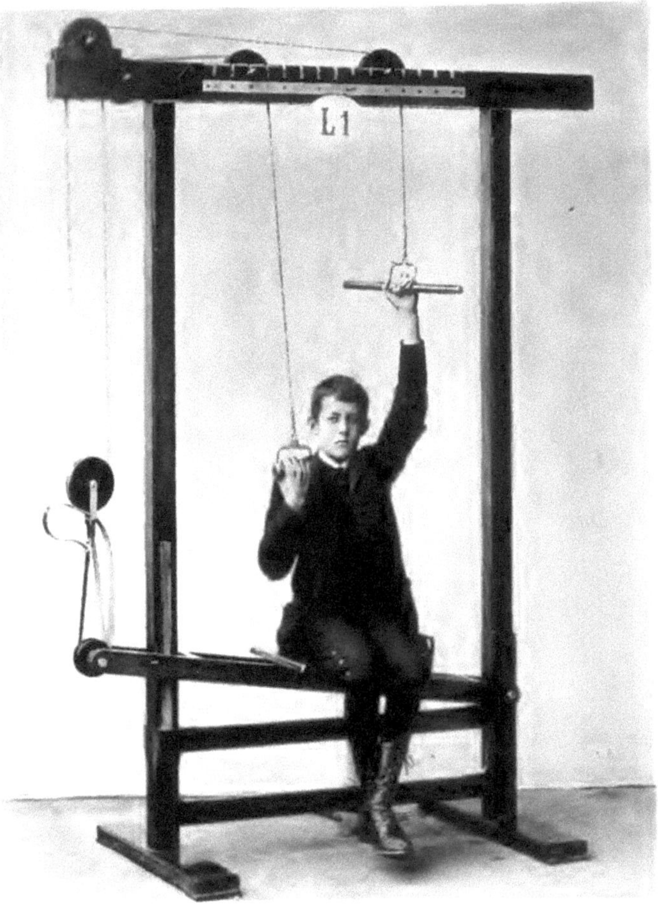
L1

lumbalen Krümmungen verwendet, wenn eine beginnende Rotation sich zu erkennen giebt. Von der kräftigen und zweckentsprechenden Wirkung des Apparats überzeugt man sich leicht, wenn man die Formveränderung des Brustkorbes unter seinem Einflusse betrachtet.

Es ist natürlich, dass er *allein*, ohne gleichzeitige Anwendung von activen Gymnastikbewegungen (Rumpfdrehen, Beckendrehen und Armbewegungen, welche den Brustkorb erweitern) keine wirkliche Verbesserung der Form des Brustkorbes bewirken kann. Dass ausserdem auch Geduld und consequente Anwendung erforderlich sind, je nach dem Alter und der Entwicklung der Scoliose, folgt aus der unanfechtbaren Wahrheit, dass Niemand einen Schiefen gerade machen, dass man ihn aber zwingen kann, gerade zu wachsen.

K 4.

Redressirungsstuhl

ist in erster Linie dazu bestimmt, Lenden- und Totalkrümmungen des Rückgrats zu redressiren, so dass dieselben möglichst nach der entgegengesetzten Richtung hin gebogen werden.

ZWEITE GRUPPE.

Die andere Gruppe, die orthopädischen Übungsapparate wirken auf abnorme Krümmungen des Rückgrats ein, theils in activer Weise durch Übung solcher Muskeln, welche die Haltung des Rückgrats beeinflussen, theils durch Vorrichtungen, die in passiver Weise abnorme Haltung und Krümmungen corrigiren

L 1.

Combination von A 3 und D 1.

Dieser Apparat bezweckt gleichzeitige Einwirkung auf die Dorsal- und Lumbaltheile des Rückgrats; auf den ersteren: durch passive Streckung des einen und actives Senken des andern Armes, oder actives Senken beider Arme; auf den Lumbaltheil: durch die schiefe Neigung des Sitzbrettes. Diese beiden Anordnungen können auf mannigfache Weise combinirt werden, um sowohl auf die einfache als auch auf die doppelte Rückgratskrümmung einzuwirken.

L 2.

Liegende Haltung.

Dieser Apparat dient zur Stärkung der Rückenmuskeln im allgemeinen, oder besonders derjenigen der einen Seite. In beiden Fällen bleibt der Rumpf in schwebender horizontaler Haltung, was den Zweck hat, entweder die Anstrengungen auf beide Seiten zu vertheilen, oder — wenn nur die eine Seite der Muskeln angewandt wird — einen stärkeren Druck auf die in der Convexität der Rückgratskrümmung liegenden Wirbelhälften zu bewirken. Diese Übungen werden ausgeführt, während der Patient theils eine vornüberliegende, theils eine seitenliegende Haltung einnimmt. (Unter »Haltung» versteht man die Stellung, während welcher der Körper in Bogenstellung einige Sekunden lang beharrt.) Die erstgenannte Bewegung ist wohl kräftig, aber keineswegs gewaltsam, sämmtliche Rückenmuskeln kommen bei derselben mehr oder weniger in Thätigkeit; die zweite wird eigentlich nur bei einseitiger Rückgratskrümmung in Anwendung gebracht, der Patient liegt dann auf *der* Seite, gegen welche die Concavität gerichtet ist.

L 3.

Becken seitlich führen.

Bei der Seitenkrümmung des Rückgrats ist beim Patienten oft die Neigung vorhanden, den oberen Theil des Rumpfes nach der einen oder anderen Seite hin zu verschieben. Der Apparat bezweckt, den Patienten darin zu üben, den Rumpf nach der entgegengesetzten Seite zu schieben und dadurch die normale

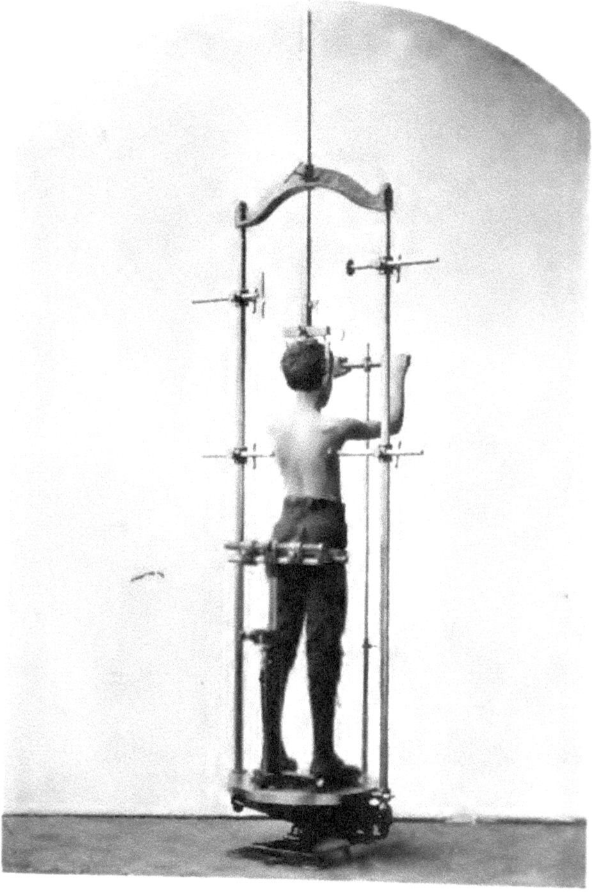

vertikale Körperhaltung wiederherzustellen. Bei diesem Apparate ist indess der obere Theil des Rumpfes fixirt, während der untere durch kleineren oder grösseren Widerstand verschoben wird. Durch die Verschiebung wird auch die Geraderichtung der Rückgratskrümmung bewirkt.

L 4.

Becken vorwärts, rückwärts führen.

Dieser Apparat bezweckt eigentlich, der Lumballordose und dem Plattrücken entgegenzuarbeiten oder diese zu vermindern, zuweilen auch, um der zu starken oder zu geringen Neigung des Beckens abzuhelfen; im ersten Falle werden hauptsächlich die Bauch- und Glutealmuskeln, im andern Sacrolumbalis und Ileopsoas in Wirksamkeit gesetzt.

L 5.

Lendenrücken — Seitenbeugen.

Biegung des Lendenrückens oder des ganzen Rückens nach der der Krümmung entgegengesetzten Seite, während der Arm dieser Seite und der Thorax fixirt sind. Es ist von grossem Gewicht, die Fixation richtig anzuwenden, je nachdem die einfache oder doppelte Krümmung behandelt werden soll.

L 6.

Rückgrat geraderichten.

Der Patient richtet in sitzender Haltung das Rückgrat gerade, dehnt und streckt letzteres so weit als möglich aus und hebt während dessen mit dem Kopfe einen Hebel mit verschiebbarem Gewicht empor. Diese Bewegung kann erst ausgeführt werden, wenn eine gewisse Erweichung der Rückenmuskeln erzielt worden ist, aber dann ist sie auch von grossem Nutzen.

A 2.

Arm- und Schulterheben

wird bei der Behandlung der Scoliose angewendet, namentlich um auf die Dorsalkrümmung und auf die Stellung des Schulterblattes zu wirken. Diese Bewegungen wirken theils auf die Deltamuskeln, theils auf die Muskeln, welche vom Nacken und Rückgrat, sowie von den Seitenflächen des Brustkorbes zum Schulterblatte verlaufen, theils auch auf die Muskeln an der Streckseite des Oberarms. Es ist eine kräftige Einathmungs-Bewegung, und sie befördert die Entwicklung des Brustkorbes.

C 5.

Rumpfaufrichten-stehend

wird angewandt, um die Rückenmuskeln im allgemeinen zu stärken (wirkt gelinder als L 2), wobei jedoch die Lendenkrümmung dadurch ausgeglichen sein soll, dass der Patient mit dem Fusse der convexen Seite auf einem — je nach Erforderniss — erhabenen Fussbrette steht. Dieser Apparat wirkt auf eine Anzahl Muskeln an der Rückseite des Körpers vom Nacken bis zu den Waden.

C 6.

Rumpf seitlich beugen

wirkt auf Rücken- und Bauchmuskeln derjenigen Seite, welche die Bewegung ausübt, sowie auf die Hebemuskeln der einen, und Senkungsmuskeln der anderen Schulter. Die Krümmung wird gerade gemacht und nach der entgegengesetzten Seite hinüber gebogen, falls genügende Beweglichkeit vorhanden ist.

C 7.

Rumpfdrehen

dreht den oberen Theil des Rumpfes, während das Becken fixirt ist, wirkt sowohl auf die Bauch- wie auch auf die Rückenmuskeln.

C 8.

Beckendrehen

dreht den unteren Theil des Rumpfes, während der obere fixirt ist und hat ebenfalls seine hauptsächliche Wirkung auf diese Muskelgruppen. Wenn man das obere Ende eines elastischen Stahles wie das des Rückgrats dreht, während das untere Ende fixirt ist, so wird natürlich der Drehungswinkel am grössten am oberen Ende und jeder Theil des Stahles wird um so weniger gedreht, je näher er dem fixirten Ende ist. Im Apparat C 7 wird deshalb der obere Theil des Rückgrats am stärksten gedreht, in C 8 dagegen, wo der obere Theil des Rückgrats fixirt ist, erfährt der untere die stärkere Drehung. Dieselbe geschieht übrigens hauptsächlich in den Rückenwirbeln, da die Drehungsfähigkeit in den Lendenwirbeln äusserst gering ist.

C 10.

Nackenspannen

wirkt sowohl auf die Streckmuskeln des Nackens als auf die Beugemuskeln des Kopfes.

Kennt man nun den rechten Gebrauch aller dieser Apparate nebst den Modificationen, deren sie fähig sind, so ist man genügend gerüstet zum Kampfe gegen dieses Übel (Scoliose).

Für die Herren Collegen des Auslands, deren Muttersprache nicht die deutsche ist, geben wir des Weiteren einen Auszug in gedrängter Kürze bezüglich der Zander'schen Apparate, u. z. in französischer, englischer und italienischer Sprache, je nach der Nationalität der resp. Autoren jener Länder. (Da eine Arbeit über diesen Gegenstand — unseres Wissens — im Französischen noch nicht existirt, haben wir die Zander'sche Einleitung, Apparataufzählung und einige von den allgemeinen Regeln bei der Behandlung in diese Sprache übersetzt.)

LES APPAREILS DE LA GYMNASTIQUE MÉDICALE MÉCANIQUE ET LEUR EMPLOI

PAR

GUSTAVE ZANDER

DOCTEUR EN MÉDECINE, DIRECTEUR DE L'INSTITUTION MÉCANICO-THÉRAPEUTIQUE DE STOCKHOLM

AVANT-PROPOS.

Je me vois déjà forcé de faire suivre la seconde édition de ce livre, publiée il y a à peine une année, d'une troisième édition, contenant la description des divers appareils nouveaux construits dans l'intervalle, ainsi qu'une série de dessins des appareils les plus importants. Ces illustrations faciliteront la compréhension de la gymnastique mécanique aux personnes qui n'ont pas eu jusqu'ici l'occasion de voir et d'essayer les appareils construits par moi.

J'ai fait précéder la description de la totalité des appareils de gymnastique et de mensuration employés dans mon Institut en octobre 1890, d'une courte description de la donnée et de l'essence de la méthode de gymnastique mécanique, ainsi que de son extension actuelle en Suède et à l'étranger.

Pour la traduction allemande, je dois une vive reconnaissance à plusieurs médecins allemands qui ont visité pendant plus ou moins de temps mon Institut à Stockholm, et qui se sont initiés à ma méthode de traitement. Ces Messieurs sont: M. le Dr G. Schütz, de Berlin, M. le Dr H. Nönchen, de Francfort sur-le-Mein, M. le Dr F. Bähr de Karlsruhe, mais principalement M. le Dr H. Nebel, de Francfort sur-le-Mein, qui non-seulement s'est chargé de la partie la plus importante de la traduction, mais encore a puissamment contribué, par plusieurs ouvrages indépendants, au développement et à l'extension de la méthode de gymnastique mécanique.

Cette extension n'est en réalité devenue possible que par l'intérêt et le travail que M. l'ingénieur E.-F. Göransson a consacrés à la partie technique et industrielle de mon invention. Il a non-seulement établi, dans ses ateliers mécaniques à Stockholm, une division spéciale pour la fabrication solide et appropriée, sous mon contrôle, de tous mes appareils de gymnastique et de mensuration, mais encore il soigne toute la correspondance, donne aux personnes qui se sont proposé d'établir des instituts médico-mécaniques à l'étranger tous les conseils et leur fournit tous les renseignements techniques et économiques nécessaires.

Stockholm, en octobre 1890.

G. ZANDER.

L'expérience a démontré que des exercices musculaires réguliers, avec progression successive des efforts, non-seulement développent et fortifient les muscles, mais encore éloignent les altérations morbides des tissus, fortifient le système nerveux et activent la circulation du sang, le courant lymphatique ainsi que les fonctions d'un grand nombre d'organes. L'introduction de ces exercices parmi les auxiliaires de la thérapeutique était par conséquent comme indiquée d'elle-même.

Il était toutefois nécessaire de baser ces exercices sur les lois de la physiologie, et de pouvoir, comme c'est le cas pour les autres moyens thérapeutiques, en modifier au besoin les effets selon les cas.

Dès 1857, époque à laquelle je commençai à m'occuper de la gymnastique médicale, je me suis efforcé de parvenir à ces desiderata par mon système de gymnastique mécanique, et j'ai fait voir, dans diverses publications, qu'ils pouvaient seulement être atteints au moyen d'une résistance à vaincre par les muscles à l'aide d'appareils mécaniques et spécialement de leviers.

Le but de l'emploi de leviers était: 1° que la résistance se trouve dans l'harmonie la plus rigoureuse avec les lois physiologiques et mécaniques de l'action des muscles; et 2°, que le dosage du remède s'opère de la façon la plus complète.

Je n'ignore pas qu'à une époque relativement récente, et peut-être même avant mon temps, diverses personnes ont construit des appareils isolés dans des buts de gymnastique médicale. Personne avant moi, cependant, ni jusqu'ici sauf moi, n'a construit une série complète d'appareils pour le développement harmonique de l'ensemble du système musculaire, ni indiqué les principes d'après lesquels le levier doit être employé dans chaque appareil séparé.

S'il existe par conséquent, à ce jour-ci, une *méthode de gymnastique mécanique*, c'est la mienne. Diverses circonstances me forcent d'appeler tout particulièrement l'attention sur ce point.

Comme il vient d'être dit, la méthode gymnastique mécanique se sert d'appareils mécaniques, avec appareil spécial pour l'exercice de chaque groupe particulier de muscles. La résistance à vaincre par chaque groupe de muscles est obtenue de la sorte, que par sa contraction et sa détente alternatives, le muscle soulève ou laisse descendre un poids fixé sur un levier. Grâce au levier, on obtient le *desideratum* important que, *pendant la durée du mouvement, la résistance augmente ou diminue avec les variations naturelles de l'effet mécanique du travail musculaire.* Quand cet effet est à son maximum, le levier prend la position à laquelle il atteint son moment maximum, c-à-d. la position horizontale; quand l'effet diminue, le levier s'éloigne de cette position; quand au contraire l'effet augmente, le levier se rapproche de la position horizontale.

Le poids est déplaçable le long du levier, et peut être fixé, par une vis de pression, à une distance plus ou moins grande du point de rotation du levier. Cela permet d'obtenir un degré quelconque de charge, depuis zéro jusqu'au maximum convenable pour chaque appareil.

Armée de ces moyens thérapeutiques, la gymnastique mécanique offre les avantages suivants:

1. Pendant le mouvement, la résistance s'accommode exactement aux variations naturelles de l'effet de la force musculaire.

2. La force du mouvement est pesée comme sur une balance, et l'on en obtient la mesure exacte.

3. L'augmentation *graduelle* de la force du mouvement, si nécessaire pour le développement normal des muscles, peut s'opérer avec sûreté et à chaque degré que l'on voudra.

4. La résistance, désignée par un numéro déterminé, reste toujours la même, et par conséquent il pourra être apporté sans peine et avec une rigoureuse exactitude chaque modification nécessaire de la force du mouvement, en vue de son augmentation comme de sa diminution. Outre les exercices musculaires, qui sont l'essentiel dans chaque gymnastique, ma

méthode de gymnastique mécanique se sert aussi de mouvements *passifs* des articulations, comme roulement des bras et des pieds, ainsi que *d'actions mécaniques*, telles que secousses, tapotements, pétrissements etc.

Les établissements appliquant ma méthode de gymnastique mécanique, sont nommés d'ordinaire *Instituts médico-mécaniques.*[1] Le premier fut fondé par moi en 1865 à Stockholm. Dès la première année de l'ouverture de cet institut, les établissements de gymnastique de la Suède commencèrent à se servir de mes appareils, et depuis 1875 il a été fondé plusieurs instituts de l'espèce à l'étranger.

A l'heure actuelle, il existe des Instituts médico-mécaniques complets dans les villes suivantes:

Stockholm, Gothembourg, Kristiania, Helsingfors, St. Pétersbourg, Hambourg, Berlin, Breslau, Dresde, Würzbourg, Francfort sur-le-Mein, Manheim, Baden-Baden, Londres, Buenos-Ayres, New-York.

Il existe des instituts avec un choix d'appareils, à:

Upsala, Örebro, Norrköping, Hjulsta, Abo, Moscou, Copenhague, Nieder-Schönhausen, Karlsruhe, Munich, Pforzheim, Vienne, Budapest, Baltimore.

Il a été livré des appareils isolés pour usage privé à Riga, Erfurt, Barmen, Barcelone, Milan, Alexandrie.

Depuis 1885, Stockholm possède deux Instituts ayant tous les appareils, et un avec un choix d'appareils.

Depuis la publication de cette édition du livre de M. Zander, il a été fondé un Institut complet à Leipzic, et il a été livré ou commandé des appareils pour les localités suivantes:

Wiesbade, Boston, St.-Francisco, Aix-la-Chapelle, Wildbad et Stuttgard.

---

[1] M. le Dr Kühner écrit dans les «*Blätter für klinische Hydrotherapie*», 1891, No 7: Il existe çà et là des «Instituts médico-mécaniques», non des établissements dirigés par des médecins, qui se servent d'imitations des appareils de Zander ou aussi d'autres appareils quelconques de motion. Ces établissements sont pris, par des laïques, et très souvent même par des médecins, pour de véritables créations Zander, c-à-d. pour des Instituts dirigés suivant les principes de la science et munis de véritables appareils Zander.

Les appareils de traitement gymnastique mécanique sont divisés dans les trois séries suivantes, selon qu'ils doivent agir activement ou n'exercer d'effet que par la pression (*pression correctrice*).

Série I: Appareils actionnés par la force musculaire propre du sujet.

Série II: Appareils actionnés par un moteur quelconque (machine à vapeur ou à gaz).

Série III: Appareils exerçant, par le poids propre du sujet ou par des arrangements mécaniques, une *pression correctrice* sur la charpente osseuse, ou produisant la *tension* des parties molles.

Les mêmes appareils sont par contre divisés dans les séries suivantes d'après la nature de leur action physiologique.

I. Appareils pour les mouvements actifs.

A. *Mouvements actifs des bras.*

A 1. Abaissement des bras.
A 2. Élévation des bras.
A 3. Abaissement des bras (en pliant l'avant-bras).
A 4. Élévation des bras (en tendant l'avant-bras).
A 5. Adduction des bras.
A 6. Abduction des bras.
A 7. Roulement des bras.
A 8 a. Torsion du bras (active).
A 8 b. Torsion du bras (active-passive).
A 9. Flexion de l'avant-bras.
A 10. Extension de l'avant-bras.
A 11. Flexion et extension des mains.
A 12. Flexion et extension des doigts.

B. *Mouvements actifs des jambes.*

B 1. Flexion de la cuisse.
B 2. Extension de la cuisse.
B 3. Flexion de la cuisse et de la jambe.
B 4. Extension de la cuisse et de la jambe.
B 5 a. Adduction des jambes (assis, les jambes droites).
B 5 b. Abduction des jambes (assis, les jambes pliées).
B 6. Abduction des jambes.

B 7. Mouvement de vélocipède.
B 8. Torsion des jambes.
B 9. Flexion des jambes.
B 10. Extension des jambes.
B 11. Flexion et extension des pieds.
B 12. Roulement des pieds.

C. *Mouvements actifs du tronc.*

C 1. Flexion du tronc (assis).
C 2. Extension du tronc (assis, les jambes pliées).
C 3. Flexion du tronc (couché).
C 4. Extension du tronc (assis, les jambes droites).
C 5. Extension du tronc (debout).
C 6. Flexion latérale du tronc.
C 7. Torsion de la partie supérieure du tronc.
C 8. Torsion de la partie inférieure du tronc.
C 10. Flexion et extension du cou.

D. *Mouvements de balance.*

D 1. Balancement du tronc.
D 2. Roulement du tronc (assis droit).
D 3. Roulement du tronc (à cheval).

II. Appareils pour les mouvements passifs.

E. *Mouvements passifs.*

E 2. Flexion et extension des mains (passive).
E 3. Adduction & abduction des mains (passive).
E 6. Expansion dd [illegible] poitrine.
E 7. Torsion du tronc (passive).
E 8. Elévation du bassin.

III. Appareils d'opérations mécaniques.

F. *Opérations de vibration.*

F 1. Vibrations de différentes parties du corps.
F 2. Vibrations de tout le corps (comme dans l'équitation).

G. *Opérations de percussion.*

G 1. Percussions sur différentes parties du corps.
G 3. Percussions sur les jambes.
G 4. Percussions sur le tronc.
G 5. Tapotement sur la tête.

H. *Opérations de pétrissage.*

H 1. Pétrissage de l'abdomen.

I. *Opérations de frottement.*

J 1. Frottement des bras.
J 2 b. Frottement des doigts.
J 3. Frottement des jambes.
J 4. Frottement des pieds.
J 5. Friction roulante au dos.
J 6. Friction circulaire à l'abdomen.

IV. Appareils orthopédiques.

K. *Appareils de redressement passif.*

K 1. Suspension sur le côté.
K 2. Pression sur le côté.
K 3. Torsion de la poitrine.
K 4. Chaise pour redresser les déviations lombaires.

L. *Appareils de redressement actif.*

L 1. Combinaison de A 3 et D 1.
L 2. Extension du tronc (couchée).
L 3. Mouvement du bassin à droite et à gauche.
L 4. Mouvement du bassin en avant et en arrière.
L 5. Flexion latérale de la partie inférieure du dos.
L 6. Redressement de l'épine dorsale.

En outre, le Docteur Zander a construit trois appareils de mensuration, compléments de la plus grande importance pour les appareils orthopédiques, savoir:

Appareils de mensuration.

Appareil de mensuration pour la reproduction des sections verticales.

Appareil de mensuration pour la reproduction des sections transversales.

Siège à inclinaison variable (pour examiner l'influence sur l'épine dorsale de l'inclinaison latérale du bassin).

Règles générales pour l'emploi des appareils.

Les mouvements, qui doivent être pris d'après l'ordre indiqué dans la prescription, sont divisés en groupes de 3 mouvements chacun. C'est dans la règle le premier mouvement de chaque groupe qui exige l'effort le plus grand, savoir un mouvement actif des bras ou du tronc. Vient ensuite un mouvement actif des jambes, puis un mouvement passif ou l'une des opérations mécaniques. Pour les sujets plus forts, toutefois, il peut être combiné des mouvements plus forts dans le même groupe; le 3me mouvement pourra être en ce cas un mouvement de balancement ou un mouvement actif du tronc. Les trois mouvements de chaque groupe sont exécutés immédiatement l'un après l'autre, puis le sujet se repose environ 5 minutes, à moins qu'il ne soit prescrit un repos après chaque mouvement.

Au commencement, tous les mouvements doivent être faibles. Même dans le cas où le sujet les jugerait trop faibles, il ne les devra pas prendre plus forts pendant les premiers jours. En effet, lors même qu'il trouve chaque mouvement isolé trop faible en comparaison de ce qu'il se croit à même de supporter, l'ensemble des mouvements exige à un degré assez notable l'activité non-seulement des muscles, mais encore des nerfs, et celui qui les prend, se sent, surtout vers le soir, plus fatigué qu'il ne s'y était attendu. Les mouvements gymnastiques ont aussi un effet infiniment plus considérable que les mouvements généralement automatiques de la vie journalière.

Sur la prescription est indiqué, par estimation approximative, le numéro de l'échelle de force de l'appareil, que le médecin estime convenable par rapport au sujet. L'instructeur qui parcourt avec ce dernier la série des mouvements, peut abaisser ces numéros quand il les trouve trop forts, mais il se gardera par contre de les élever immédiatement. Le premier jour ou les premiers jours, on ne parcourra pas tous les groupes, du moins pas avec les personnes faibles.

Au bout de quelques jours, quand la première lassitude a disparu, ou qu'il n'y a pas eu de lassitude sensible, l'intensité du mouvement peut être légèrement augmentée, d'un numéro à la fois, jusqu'à ce qu'une faible lassitude se fasse enfin sentir. On continue cette intensité de mouvement jusqu'à ce que la lassitude soit totalement vaincue et qu'une nouvelle augmentation puisse avoir lieu. Grâce à ces précautions, les forces du sujet croissent lentement, mais sûrement.

Il résulte de ce qui vient d'être dit, qu'on n'évitera pas anxieusement toute lassitude. Le travail jusqu'à un certain degré de fatigue est une condition indispensable de l'augmentation des forces. Comme toutefois une grande quantité de malades qui se servent de la gymnastique médicale, sont forcés, pendant la période du traitement, de vaquer à leurs occupations journalières, qui amènent déjà par elles-mêmes la fatigue, on doit prudemment économiser les forces de ces malades, si l'on veut qu'il y ait des progrès. De là, la règle stricte de n'employer qu'une intensité de mouvement de nature à ne produire qu'une fatigue légère et prompte à se dissiper.

Il n'y a aucun doute qu'avec des malades pouvant se livrer exclusivement au traitement gymnastique et subir les mouvements 2 ou 3 fois par jour, tout en ayant le temps de se reposer suffisamment dans les intervalles, on n'obtienne des résultats plus rapides et plus complets que ce n'est en général le cas dans les établissements de gymnastique médicale.

Il existe des sujets chez lesquels la fatigue continue à persister quoiqu'on ne leur donne que quelques mouvements très faibles. Il ne faut cependant pas perdre courage. Dans certains cas particuliers, la fatigue a duré des semaines et même des mois, pour finir par disparaître peu à peu et céder la place à une augmentation de forces et de bien-être peu attendue. Cette espèce de fatigue est une affection nerveuse due à une foule d'influences affaiblissantes, mais principalement à un genre de vie efféminant et à la crainte de tout effort, du moins de tout effort corporel, sauf peut-être celui de la danse et des veilles. Un repos absolu, s'il est possible, peut améliorer cet état, mais la gymnastique médicale est seule en état de rendre la santé et la force à un pareil malade. Il devra, naturellement, se soumettre dans ce cas exclusivement au traitement gymnastique. Malheureusement ce malade est fréquemment amené à l'interrompre par suite de la persistance de la fatigue.

La prescription est formulée d'aprés un certain plan, suivant l'état et les besoins du malade. Par conséquent, il ne devra pas être apporté sans consultation préalable du médecin, de modification à l'ordre des mouvements. Les personnes qui, sans être malades, font de la gymnastique pour le maintien de leur santé et de leurs forces, devront suivre l'ordre des mouvements dans chaque groupe, mais pourront cependant prendre les groupes dans une autre succession. Pour gagner du temps, il peut de même être échangé un mouvement d'un groupe contre un mouvement similaire d'un autre groupe, comme p. ex. des mouvements de bras, de jambes et de tronc.

Ce qui, par contre, serait contraire à toute logique et ne devra pas être toléré, serait une modification arbitraire des mouvements de la prescription.

Le traitement qui, pour fortifier le corps en général, exerce et développe tous les muscles dans la mesure du possible, constitue comme le squelette de la prescription. Ce traitement est ensuite modifié et développé de façon que les mouvements destinés à exercer une certaine action sur une infirmité ou une maladie déterminée, prédominent ou reviennent à fois reitérées. Il faut des connaissances et de l'expérience pour établir et mener à bien un plan pareil de traitement, tout en ayant soigneusement égard aux modifications que rendent nécessaires des circonstances venant exercer une influence occasionnelle. C'est ce que bien des gens ne semblent pas comprendre. Ils omettent des mouvements qui ne leur paraissent pas agréables ou dont ils ne voient pas l'utilité, et prennent à leur place d'autres mouvements non prescrits qu'ils préfèrent et qui leur paraissent plus agréables, peut-être par la raison que ces mouvements mettent en action des nerfs plus forts et plus exercés. Il est naturel qu'un mouvement pareil paraît agréable et bienfaisant, tandis que le travail avec des muscles faibles et non exercés est fatigant et désagréable. Toutefois, plus le fort est exercé aux dépens du faible, plus l'organisme devient malade et s'éloigne de ses fonctions naturelles, et plus il perd sa force de résistance contre les influences nocives. Le but de la gymnastique n'est pas rempli, et plus tard le malade rend celle-ci responsable du résultat manqué, au lieu d'en accuser sa déraison et son indocilité.

Une respiration régulière est très importante dans la gymnastique. Pour tous les mouvements actifs, la description indique comment la respiration doit s'effectuer. Cela est surtout d'importance dans les mouvements des bras et du tronc. Certains muscles qui se rendent des bras au thorax, les muscles du dos et du ventre, agissent dans la respiration d'une façon telle, qu'il est possible d'en déduire des règles déterminées. Partout où ce n'est pas le cas, d'autres circonstances doivent servir de règle. Chaque mouvement actif a un moment exigeant un plus grand effort et un moment en exigeant un moindre. Le premier correspond à la partie du mouvement où le contre-poids est relevé, ce qui s'opère par le raccourcissement des muscles; le second correspond au retour du poids à la position de repos, et a lieu par l'allongement successif des muscles. Or, comme la respiration même possède aussi des moments exigeant plus ou moins d'efforts, il en résulte la règle suivante.

Le moment le plus fatigant du mouvement est connexe avec *l'expiration*, et le moment le moins fatigant avec *l'inspiration*. Les seuls mouvements qui fassent exception, sont ceux dans lesquels le thorax prend la position d'inspiration pendant la contraction des muscles, savoir A 2, A 4, A 6, C 2, C 4, C 5 et C 10.

Dans tous ces mouvements, l'inspiration s'opère pendant le moment le plus fatigant du mouvement, en ce qu'elle tombe sur le commencement de celui-ci. Dans tous les autres mouvements actifs, sauf C 6, l'inspiration précède le mouvement.

Tous les mouvements doivent naturellement être exécutés avec calme et régularité.

Autres règles à observer:

Arriver assez à temps à la salle de gymnastique pour que l'on puisse exécuter la totalité des mouvements prescrits sans hâte et avec les intervalles de repos suffisants.

Ne pas fatiguer le corps avant ou après la gymnastique, règle qui doit tout particulièrement être observée par les personnes faibles et souffrant du coeur.

Avertir immédiatement le médecin, quand malgré cela il se produit pendant la gymnastique une fatigue plus considérable ou de plus longue durée.

Donner toute son attention aux mouvements, et pendant leur durée, ne se livrer ni à la conversation, ni à la lecture.

Pendant le traitement gymnastique pour une faiblesse générale ou une maladie générale, éviter la danse et les veilles.

Porter un vêtement large et flottant, qui ne serre ni la taille, ni le cou, n'empêche ni la respiration, ni le mouvement des bras, et presse tout aussi peu l'abdomen. Les corsets, les cravates étroites, les jarretières serrant les jambes, ne devront pas être employés.

Ne pas prendre un repas trop fort immédiatement avant la gymnastique. La consommation d'une tasse de café, de thé, de lait avec des biscuits ou du pain avant la gymnastique ne fait aucun mal, et elle est même parfois à recommander aux personnes faibles et à celles d'un certain âge. Après un déjeûner abondant, il faudra laisser passer 1 heure à 1 heure et demie avant de commencer la gymnastique.

MECHANICO-THERAPEUTICS AND ORTHOPEDICS BY MEANS OF APPARATUS

BY

DR. GUSTAF ZANDER

EDITED BY

L. WISCHNEWETZKY, M. D.

NEW-YORK 1891.

PREFACE.

The present monograph is intended to afford to English reading physicians an opportunity to acquaint themselves with Dr. Zander's apparatus.[1]

Since the foundation of the first Zander Institute in this country a year ago, the need of this work in the English language has been especially felt. For, as was pointed out in the preface to the preceding monograph of this series, the whole subject of mechanico-therapeutics is in its infancy in America, and the basis has hitherto been wanting upon which to carry on a fruitful discussion of it.

The correctness of Dr. Zander's assertion in his accompanying preface, that if there is a mechanical method it is his, is the more conspicuous here by reason of the absence of science and the superabundance of »methods», which prevail in this field,

---

[1] The apparatus are constructed exclusively under Dr. Zander's supervision in Göransson's Mekaniska Verkstad, Stockholm.

where anyone constructs[1] a specific appliance, and members of the profession can be found to recommend the latest rowing machine or a »Star Exerciser», which among other achievements cures consumption! There has been no lack of mechanical appliances. On the contrary, rather an excess of them, to the detriment of mankind. For have we not specific machines for »the cure» of the lungs, the liver, and malaria?

By affording a basis for the scientific medical application and discussion of mechanico-therapeutics, Dr. Zander has placed the subject above the level of a peculiarly Swedish method and has enriched the science of Medicine. Hence, although Dr. Zander is a Swedish physician, his method can no more be called Swedish than pathological anatomy which has been so effectively promoted in Germany is German, or antiseptic surgery English because Joseph Lister was born in England. It is characteristic that the impulse for Dr. Zander's work was derived from the classic soil of mechanico-therapeutics, when the pupils of the gifted, self taught, layman Ling were at the height of their efforts. So far only is his method Swedish.

In every thing essential for us physicians, Dr. Zander formulates concisely the theory of the movements of the human organism from the standpoint of anatomy and physiology which he has embodied in his apparatus. It is from this strictly medical standpoint that these apparatus are admirable. The physician has here forced the mechanical progress of our age into the service of medicine for the solution of problems of an anatomical nature. He enables us to exercise any given group of muscles strictly in accordance with the laws of physiology; to exclude any other group at will; to determine which groups are called into action, *and to what extent*, in every movement made.

---

[1] »The wish to construct a specific apparatus for exercise for the treatment of an internal malady shows that one knows very little about mechanical treatment» — Zander.

Extract from a very interesting letter to Dr. Heiligenthal, director of the Zander Governmental Institute in Baden-Baden, written in reply to a question as to his opinion of Corval's »Mountain Climbing Machine».

Dr. Heiligenthal having consented to its publication, the whole letter will be embraced in a forthcoming monograph on the mechanical treatment of affections of the heart.

By subjecting to localization, measurement and control a therapeutic agent, which for want of these qualifications was not susceptible of rigid scrutiny, Dr. Zander has created the basis for the use of mechanical treatment as an agent capable of fulfilling all the conditions imposed by the most exigent scientific criticism.

The importance of systematically organized muscular exercise is no longer a subject of debate. The question always open for the conscientious physician is: How shall such treatment be administered without risk of harm and with all the benefit which is in many cases obtainable from it?

To this question in its broadest sense, the following monograph contains a reply as convincing as it is compact.

In view of the claims, by no means small, made by Dr. Zander, and, after twenty-seven years of experience and criticism, acceded to by many of the best representatives of the medical world abroad and confirmed by the number of institutes already in action and of new ones founded every year, it becomes the duty of the profession here, candidly and thoroughly to investigate this method, which represents the higher form of mechanico-therapeutics. This done, the inevitable consequence will be the withdrawal of mechanical treatment from the hands of quacks, Swedish or native.

A beginning, decisive for the future, has already been made. For three leading universities having taken steps towards the establishment of Mechanico-Therapeutic and Orthopedic Zander Institutes in connection with their medical schools, the students of these institutions will acquaint themselves with the fundamental principles of mechanico-therapeutics. And the profession in general will perceive the anomaly of leaving to quacks a discipline recognized as academic.

One statement in Dr. Nebel's preface might give rise to a misapprehension on the part of those unacquainted with the subject, namely, his correction of the erroneous impression[1]

---

[1] Arising from the confusion, too common here also, of mechanico-therapeutics with common gymnasium work and Turnen, which are wrongly regarded as suitable for dietetic use. Under competent medical supervision. they may be useful for *educational* purposes. See first monograph af this series.

that the mechanical method according to Dr. Zander is more appropriate to dietetic purposes and less for the treatment of the sick.

When Nebel points out that nine-tenths of the frequenters of Zander's Institute are people seeking treatment, *i. e.*, patients, he merely correctly states a fact. But he by no means detracts from the high dietetic value of the method which he has, on the contrary, especially emphasized in his principal work.

In truth it is the dietetic element, the fact that together with local treatment the organism as a whole is constantly treated, this characteristic integral part of the therapeutic worth of this method, which assures to it a permanent place in the development of the science of Medicine.

L. WISCHENEWETZKY, M. D.,
Director of the New York Mechanico-Therapeutic
and Orthopedic Zander Institute.

PREFACE TO THE GERMAN EDITION.[1]

The accompanying monograph contains a detailed description of the apparatus for mechanical treatment which Dr. Zander has constructed and tested by twenty-seven years' experience. It was originally intended to afford to physicians and patients of the Institute information often asked for. For the former it contains the theory of movements so far as the muscular system is concerned, worked out with extraordinary care and not less valuable than the directions for breathing.

After convincing myself by several months[2] of study in Stockholm of the great value of Swedish mechanical treatment, which cannot be applied more rationally or more strictly according to scientific principles than in the Institute under Dr. Zander's direction, I believe that I undertake a grateful task in affording to German physicians, through the accompanying translation, an opportunity to appreciate the labors of a man whom unwearying care for his many patients has hitherto unfortunately deprived of leisure to publish much from the rich treasury of his experience and studies. This deprivation is

[1] From which the present translation was made with additions from the newest edition, Stockholm, 1890, including the very valuable new preface by Dr. Zander. The exclusive right of publication of all his works has been conferred upon the editor by Dr. Zander, who has revised the translations. A compilation of extracts from the description of apparatus very freely translated, was published some years since in England. Being incomplete and inexact, it was never recognized by Dr. Zander as an authorized translation.

[2] Dr. Nebel can now speak of several years' fruitful study of mechanico-therapeutics, as his publications which will follow the present monograph indicate.

especially to be regretted in relation to the mechanical treatment of affections of the heart, which has long been successfully practised here.

In view of the widespread misapprehension that Dr. Zander's mechanical treatment is more for dietetic purposes and less appropriate for the treatment of the sick, it should be stated that about nine-tenths of those who visit the Institute, some three hundred or more persons daily, seek medical aid for some ailment, *i. e.*, mechanical treatment; that all ailments which can rationally be combated by means of exercise are treated by Dr. Zander with the best results, that cardiac disorders (valvular defects and fatty degeneration) find decided relief for the former and cure for the latter and have been from the first among the most grateful patients of the Institute; that scoliosis cannot be treated more effectively than by means of the apparatus which are here available, and, finally, that no physician can work with greater care and conscientiousness for the welfare of his patients than Dr. Zander.

Physicians who examine and test without prejudice the means by which Dr. Zander has enriched medical science cannot fail to render to his genius the tribute of their admiration and to his scientific endeavor the highest recognition.

I shall count myself fortunate if I can contribute at least in some measure to this result.

Dr. H. NEBEL,

Director of the Mechanico-Therapeutic
and Orthopedic Zander Institute,
Frankfort-on-the-Main.

PREFACE.

BY

DR. GUSTAF ZANDER.

Experience having shown that regular muscular exercises gradually made more strenuous not only develop and strengthen the muscles but promote the removal of pathological changes in the tissues, give tone to the nervous system and vitalize the circulation of the blood and lymph and the activity of many organs, it is natural that such exercises should be included among therapeutic agents. For this purpose there was, however, requisite the power to execute these exercises according to physiological laws and to modify their action like that of other therapeutic agents according to the needs of each individual case.

Since 1857, when I began to devote my attention to mechanical treatment, I have endeavored to meet these requirements by means of my mechanical method and have shown in divers publications that they could be complied with only by producing the resistance, which the muscles are to overcome, by means of mechanical apparatus, and indeed with the aid of the lever.

By the use of the lever it is assured:

1. That the resistance is arranged in exactest harmony with the physiological and mechanical laws of the action of the muscles, and

2. That the graduating of the dose of the therapeutic agent can be accomplished in the most perfect manner.

It is not unknown to me that others have constructed single apparatus for mechanical treatment, especially of late and possibly also before my time. But no one except myself has ever produced a complete collection of apparatus for the harmonious development of the whole muscular system, nor formulated the principles according to which the lever must be applied in each individual apparatus.

If, then, there exists to-day a *mechanical method* of exercise it is mine. Especial circumstances constrain me to call attention to this fact.

As already stated, the mechanical method applies mechanical apparatus, with an especial apparatus for the exercise of every separate group of muscles. The resistance to be overcome by each group of muscles is obtained by the muscle in its alternate tension and relaxation raising and letting sink a weight attached to a lever. By the intervention of the lever the important requirement is met that *the resistance during the time of the movement increases and diminishes with the natural change in the mechanical effect of the muscular action.* When this effect is greatest, the lever assumes the position in which it reaches its greatest momentum, *i. e.*, the horizontal; when the effect diminishes the lever leaves this position. On the contrary, the effect increasing, the lever approaches the horizontal.

The weight can be moved along the lever and can by means of a screw be fastened at a longer or shorter distance from the axle of the lever so that every grade of weight desired from zero to the maximum appropriate to each apparatus can be readily obtained. The degree of weight is indicated by the scale on the lever.

Equipped with such apparatus the mechanical method offers the following advantages:

1. The resistance during the movement adapts itself exactly to the natural change in effect of the muscular power.

2. The strength of the movement is weighed as if in scales and its exact measure is obtained.

3. The gradual increase in strength of movement requisite for normal muscular development can be obtained with certainty and in every degree desired.

4. The resistance indicated by a given number is always the same, hence every necessary change in the strength of the movement, whether increase or decrease, can be made readily and with precision.

My mechanical method embraces besides the active movements, which are the essential part of all muscular exercises, *passive* movements of the joints, such as arm and foot rolling, as well as *mechanical operations*, such as vibration, percussion, kneading, etc.

The institutes in which my mechanichal treatment is applied are usually called Mechanico-Therapeutic Institutes. The first one was founded by myself in Stockholm in 1865. In the years immediately succeeding the opening of this institute, the institutes for curative exercise in Sweden began to equip themselves with my apparatus and since 1875 many institutes have been founded in other countries. There are at present fully equipped Mechanico-Therapeutic Institutes in

[1] Stockholm, Gothenburg, Christiania, Helsingfors, St. Petersburg, Hamburg, Berlin, Breslau, Dresden, Wuerzburg, Frankfort-on-the-Main, Mannheim, Baden-Baden, London, Buenos Ayres, New York. In Stockholm there have been, since 1885, two Institutes fully equipped and one with a partial equipment.

There are also Institutes having an equipment temporarily incomplete in Upsala, Oerebro, Norrköping, Hjulsta, Abo, Moscow, Copenhagen, Carlsruhe, Munich, Pforzheim, Vienna, Budapest.*

For America, application for an equipment for an Institute in connection with the University Hospital has been made to

---

[1] The Woman's College and the Bryn Mawr School in Baltimore have both obtained partial equipments, which are used under the supervision of physicians by the students and pupils.

The Berlin Institute, under the competent direction of Dr. Gustav Schütz, is unable after three years of activity to meet the needs of Berlin and a second institute is now being founded.

A second governmental institute in Baden-Baden is now in process of erection, the first one, founded in 1884 under the direction of Dr. Heiligenthal, having become inadequate to the needs of the increasing numbers of patients who visit Baden-Baden during the Summer season.

There is also a new Institute in process of equipment in Leipsic.**

---

* and Nieder-Schönhausen. Single apparatus have been delivered for private use at Riga, Erford, Barmen, Barcelona, Milan, Alexandria.

** Since the publication of Dr. Wischnewetsky's book this institute has been opened and new Institutes are in process of equipment in Stuttgart, Wildbad, Aix-la-Chapelle, Wiesbaden and San Francisco.

Dr. Zander by Dr. William Pepper, Provost of the University of Pennsylvania (Philadelphia).

Preparations are also being made for an Institute in Boston, to be connected with the medical school of Harvard University.

The Johns Hopkins University has obtained from Dr. Zander the right to establish an Institute in Baltimore.

Apparatus for Mechanical Treatment and Their Use.

The apparatus for mechanical treatment are divided into three series, according as they are set in motion or merely exercise (corrective) pressure.

First Series: Apparatus set in motion by the patient's own muscular power.

Second Series: Apparatus set in motion by some motor, such as a gas or steam engine.[1]

Third Series: Apparatus designed to exercise a corrective pressure upon the skeleton or to stretch the elastic parts of the body by means of the patient's own weight resting upon the apparatus, or by means of mechanical contrivances.

According to the nature of their physiological effects they fall under four divisions:

I. **Apparatus for active movements,** *i. e.*, such as have for their direct object the exercise and development of the muscles. This division is subdivided into four groups:

A. Active arm movements.
B. Active leg movements.
C. Active trunk movements.
D. Balancing exercises.

II. **Apparatus for passive movements,** *i. e.*, such as move the members of the body without the help of the muscles, stretching and mobilizing tendons, ligaments and muscles. This division contains but one group:

E. Passive movements.

---

[1] The New York Institute has introduced a seven horse power electric motor.

III. **Apparatus for mechanical operations.** This division contains four groups:

F. Vibration.

G. Percussion.

H. Kneading.

J. Friction and rolling.

IV. **Orthopedic apparatus,** designed especially for the treatment of curvature of the spine. This division contains two groups:

K. Apparatus for reclining, designed to exercise corrective influence upon abnormal curvatures of the spine by means of pressure appropriately applied.

L. Apparatus for exercise, by means of which certain active movements are executed for the purpose of correcting abnormal curvatures of the spine.

When these eleven groups are distribued in the three series above mentioned,

Series I. contains groups A, B, C and L;

Series II. contains groups D, E, F, G, H and J;

Series III. contains group K.

The individual apparatus belonging to each group are indicated by the letter of the group with a number.

The following table shows at a glance all the apparatus now completed. Some numbers are omitted in certain groups. They belong to apparatus which are not yet completed, but are expected to take their proper places in the system in the near future.

I. Active Movements.

A. *Active arm movements.*

A 1. Arm sinking.

A 2. Arm raising; shoulder raising.

A 3. Arm sinking and bending.

A 4. Arm raising and stretching.

A 5. Drawing the arms together (adduction).

A 6. Drawing the arms apart (abduction).

A 7. Throwing the arms (circumduction).

A 8 a. Arm rotation.[1]
A 8 b. Arm pronation and supination.[2]
A 9. Forearm flexion.
A 10. Forearm extension.
A 11. Hand flexion and extension.
A 12. Finger flexion and extension.

B. *Active leg movements.*

B 1. Hip flexion.
B 2. Hip extension.
B 3. Hip knee flexion; hip raising.
B 4. Hip knee extension.
B 5 a. Leg adduction.
B 5 b. Leg adduction, half reclining.
B 6. Leg abduction.
B 7. Velocipede motion.
B 8. Leg turning.
B 9. Knee flexion.
B 10. Knee extension.
B 11. Foot flexion and extension.
B 12. Foot rotation.

C. *Active trunk movements.*

C 1. Trunk bending forward (seated).
C 2. Trunk stretching (seated).
C 3. Trunk bending forward (lying).
C 4. Trunk stretching (long sitting).
C 5. Trunk stretching (standing).
C 6. Lateral flexion of trunk.
C 7. Trunk rotation.
C 8. Pelvis rotation.
C 10. Neck extension.

---

[1] The nomination, used by Dr. Zander, is the following: »Arm-twisting (active)».

[2] The nomination, used by Dr. Zander, is the following: »Arm-twisting (active-passive)».

D. *Balancing movements.*

D 1. Trunk balancing.
D 2. Trunk rotation seated sideways.
D 3. Trunk rotation seated astride.

II. Passive Movements.

E. *Passive movements.*

E 2. Passive hand flexion and extension.
E 3. Passive radial and ulnar flexion of hand.
E 6. Chest expansion.
E 7. Passive pelvis rotation.
E 8. Pelvis lifting.

III. Mechanical Operations.

F. *Vibration.*

F 1. Vibration.
F 2. Vibration in the saddle.

G. *Percussion.*

G 1. Percussion.
G 3. Leg percussion.
G 4. Trunk percussion.
G 5. Head percussion.

H. *Kneading.*

H. 1. Abdomen kneading.

J. *Friction and rolling.*

J 1. Arm friction.
J 2 b. Finger friction.
J 3. Leg friction.
J 4. Foot friction.
J 5. Back rolling.
J 6. Circular abdomen rolling.

IV. Orthopedic Apparatus.

K. *Apparatus for reclining.*

K 1. Lateral suspension reclining.
K 2. Lateral pressure.
K 3. Thorax rotation.
K 4. Straightening chair.

L. *Apparatus for exercise.*

L 1. Combination of A 3 and D 1.
L 2. Strengthening the lumbar region in horizontal position.

Measurement Apparatus.

Trunk measurement.
Transverse measurement.
Examining chair for scoliosis.[1]

Since the publication of Dr. Wichnewetsky's book the following apparatus have been constructed by Dr. Zander:

L 3. Carrying the pelvis sideways.
L 4. Carrying the pelvis forwards-backwards.
L 5. Sideways-flexion of the lumbar spine.
L 6. Straightening of the spine.

[1] The nomination, used by Dr. Zander is, the following: »Sloping seat with variable inclination» (for examing the influence of lateral inclination of the pelvis on the spine).

General Rules for the Use of the Apparatus.

The movements, which are made in the order indicated on the prescription, are divided into groups embracing three each. In general, the first in each group is the most laborious, *i. e.*, an active arm or trunk movement. Then follows an active leg movement and then a passive movement or mechanical operation. For vigorous persons more energetic movements in the same group may be selected, and the third may be a balancing exercise or an active trunk movement. These three movements in a group may be taken, one immediately after the other with about five minutes rest at the end, unless a pause at the end of each movement is prescribed.

At first all the movements must be slight. Even if the exercise should seem to the patient to be too slight, he still must not make it more vigorous during the first few days, for although each individual movement may be slight in comparison with that which he believes himself able to endure, yet, taken together, they make considerable demands not only upon the muscles but also upon the nerves, and the patient is more weary, especially towards evening, than he expected to be. Curative exercises, too, have a much more intense effect than the ordinary, chiefly automatic movements of every day life.

That number in the scale of the apparatus is given upon the prescription, which the physician thinks suitable for the patient. But the instructor who accompanies the patient while making the movements is free to diminish the number if it seems too high. He should not increase it. During the first day or days the groups are not all tried, at least by feeble patients.

After a few days, when the first weariness has passed away, or if none has been felt, the vigor of tho movements may be somewhat increased, one number at a time, until some slight fatigue is observed. Then this grade of effort is maintained until the fatigue is wholly overcome and new increase can take place. In this way the strength of the patient grows slowly but surely.

From what has been said, it is clear that every sign of fatigue is not a thing to be avoided. Work, up to a certain point of weariness, is an indispensable condition of increased strength. But a large number of patients who use curative exercise are compelled to carry on their daily avocations during the cure and thus to incur more or less fatigue, and the strength of such patients must be carefully economized if they are to make progress. Hence the rigid rule that only that degree of energy is to be used which causes a slight and quickly passing weariness.

There is no doubt that patients who can devote themselves exclusively to the treatment, so as to undergo it two or three times daily with sufficient rest between, attain more speedy and complete results than are usual in Mechanico-Therapeutic Institutes.

There are patients whose weariness is obstinately persistent, even though they make but a few slight movements. But that is no reason to lose courage. In individual cases the fatigue may last weeks or months and then gradually wear away, giving place to an amazingly rapid increase in strength and general health. This form of weariness is a nervous affection brought about by all sorts of enfeebling influences, particularly by an enervating way of living and a careful avoidance of all physical exertion, except, perhaps, dancing and late hours. Absolute rest, were such a thing attainable, might improve this condition, but health and strength can be had for such patients only by means of curative exercise. Of course they must devote themselves exclusively to the treatment. Unfortunately such patients are apt to be induced by persistent weariness to abandon the cure too soon.

The prescription is written according to a certain plan, with reference to the condition and needs of the patient. Any change in the sequence of the prescription should therefore be made only after conference with the physician. Those persons who use the exercise without being sick, for the purpose of maintaining health and strength, should keep to the prescribed order of each group, but they may change the order of the groups. They may, to gain time, exchange a movement of one group with a similar one of another group, for instance, arm, leg and trunk movements.

For a patient himself to change the movements indicated upon the prescription would be utterly out of the question and not to be tolerated.

The generally strengthening treatment which exercises and develops all the muscles as far as possible forms the skeleton of the prescription. This is farther modified and increased in such a way that the movements which are calculated to affect a certain ailment or weakness are prevailing or repeated. Insight and experience are required for sketching such a plan and carrying it out, besides careful consideration of such changes as accidental circumstances may render necessary. For many persons this does not seem to be clear. They omit movements which are not agreeable to them, or the utility of which they do not see, and take in their place others not prescribed, which they prefer and which seem to them more attractive, perhaps because they set in motion muscles which are stronger and in better practice. It is natural that such a motion should seem agreeable and beneficial, while work with feeble and unused muscles is wearisome and disagreeable. But the more the strong is exercised at the cost of the weak, the more abnormal and out of proportion the organism becomes, and thus malformed it loses its power of resistance to unwholesome influences. The object of the treatment is not attained, and the patient afterwards blames the system instead of his own unreasonable selfwill for the failure.

Of especial importance in mechanical treatment is correct breathing. In the following descriptive pages there will be found directions for breathing accompanying each active movement. It is especially necessary to pay attention to this in the arm and trunk movements. Certain muscles which extend from the arms to the thorax, the muscles of the back and the abdomen, affect the breathing in such a way that certain fixed rules can be deduced. Where this is not the case, other circumstances must serve as guides. Every active movement has its more and its less laborious moment. The former corresponds with that part of the movement in which the balance weight is raised, which is done by the tension of the muscles. The latter corresponds to the sinking of the weight back into its usual position, and is brought about by the gradual relaxation of the muscles. As the act of breathing has its own moment of exertion and relaxation, the following rule is the result:

The more laborious moment of the movement is identical with the act of *expiration*, the less laborious moment with the *inspiration*. The only movements excepted from this rule are those in which the chest, during contraction of the muscles, assumes the position of inspiration, namely A 2, A 4, A 6, C 2, C 4, C 5, C 10.

In all these inspiration takes place during the more laborious moment of the movement, *i. e.*, the inspiration is at the beginning. In all other active movements except C 6 the inspiration precedes the movement.

Of course all the movements are to be carried on quietly and regulary.

The following points should be noted.

Patients should reach the Institute in time to make the prescribed movements quietly and with sufficient time for rest.

They should not fatigue themselves before or after the exercise. This is especially true of patients with affections of the heart and those suffering from debility.

Patients should at once inform the physician if marked or long continued weariness follows the exercise.

The whole attention should be devoted to the exercise, and there should be neither conversation nor reading.

Dancing and late hours are to be avoided during the use of the treatment for general debility.

Loose, comfortable clothing is to be worn, leawing waist and throat free, breathing and use of arms unconstrained, and the abdominal organs without pressure. Corsets, tight neckties, tight garters are to be avoided.

A large meal should never be taken immediately before beginning the exercise. A cup of coffee, tea or milk with a roll is harmless, and in some cases for elderly or feeble patients, necessary. After an ample meal 1 to 2 hours should pass before beginning the exercise.

GLI APPARECCHI PER LA CURA GINNASTICA MEDICO-MECCANICA

ED IL MODO D'ADOPERARLI

DEL

DOTT. GUSTAVO ZANDER

TRADUZIONE DEL

DOTT. L. BERNACCHI

MILANO 1891.

PREFAZIONE.

Questa traduzione del libro del dott. Zander fa parte del materiale di ginnastica medica, presentato dall'Istituto dei Rachitici di Milano, all'attuale esposizione di Educazione e di Igiene infantile.

Lo scopo dell'Autore è quello di facilitare l'intelligenza del suo metodo di ginnastica meccanica, a coloro che non hanno avuto fin qui l'opportunità di vedere da vicino e di esperimentare i suoi apparecchi; ed a quest'effetto la descrizione minuta dei singoli apparecchi, è accompagnata da figure assai dimostrative.

Non conoscendo il lavoro del dott. Zander nella sua lingua originale, mi sono servito della traduzione tedesca pubblicata dietro l'inspirazione diretta dell'autore; epperò io ho procurato di seguire fedelmente il testo tedesco, fin dove me lo permettevano le esigenze della nostra lingua, trattandosi di un lavoro, dove l'eleganza del dire doveva posporsi alla proprietà ed all'esattezza.

L'argomento della mia traduzione si può dire affatto nuovo in Italia, per cui ho dovuto introdurvi dei vocaboli tecnici, non finora usati; ciò specialmente a riguardo della nomenclatura delle varie manipolazioni del massaggio e di alcuni apparecchi di ginnastica.

Per questo tentativo linguistico e per i possibili errori nella traduzione, vorrà essermi benigno il lettore.

Al dott. Panzeri che mi ha incoraggiato ed aiutato in questa pubblicazione, al dott. Zander che mi ha autorizzato alla traduzione del suo libro, all'ingegner Göransson che mi ha fornito molti schiarimenti, presento i miei più vivi ringraziamenti.

Milano, 1 Maggio 1891.

Dott. LUIGI BERNACCHI.

Il concetto di servirsi della ginnastica muscolare come mezzo terapeutico, sorse facilmente alla mente, dopo che l'esperienza ebbe insegnato che gli esercizi muscolari metodici e di intensità gradatamente aumentante, non solo sviluppano e rinforzano i muscoli, ma sono capaci di far scomparire delle modificazioni istiopatologiche del tessuto muscolare, di rinvigorire il sistema nervoso, di ravvivare la circolazione sanguigna e linfatica e la funzionalità di molti organi interni. E subito si è imposta la necessità di regolare questi esercizi muscolari secondo date leggi, per potere addatare e modificare questo efficace mezzo terapeutico, ai bisogni delle singole forme morbose.

Dal 1857, da quando ho richiamato la mia attenzione alla Ginnastica medica, mi sono sforzato di ottemperare a questi postulati scientifici nel mio metodo di Ginnastica meccanica ed in diverse pubblicazioni ho fatto notare, come la resistenza che deve vincere l'azione muscolare, viene esercitata nei miei apparecchi, dall'azione meccanica di una leva.

Coll'uso di una leva si ottiene:

1.° di addattare la resistenza all'azione muscolare, in precisissimo, accordo colle leggi fisiologiche e meccaniche;

2.° di dosare il mezzo curativo in modo completo.

Io so benissimo che altri ultimamente, e forse prima di me, hanno costruito alcuni apparecchi, per scopo di Ginnastica medica; ma nessuno ha prima de me, o fino ad oggi all'infuori di me, escogitato una raccolta completa di apparecchi, per lo sviluppo armonico di tutto il sistema muscolare e nello stesso tempo ha stabilito i principii, secondo i quali si deve adoperare l'azione della leva nei singoli apparecchi.

Per cui se oggi esiste un metodo di ginnastica meccanica, questo è il mio.

Come ho detto più sopra, il mio metodo di Ginnastica meccanica fa uso di apparecchi mecanici e più propriamente di un apparecchio speciale per ogni singolo gruppo muscolare.

La resistenza che si deve vincere da parte di ciascun gruppo muscolare, si ottiene col fatto che il muscolo, colla sua alternativa di contrazione e di rilasciamento, inalza od abbassa un peso applicato ad una leva.

Per mezzo adunque di una leva si raggiunge questo effetto: «*che la resistenza, durante tutto il movimento, aumenta e diminuisce in proporzione del cambiamento naturale nell' effetto meccanico del lavoro muscolare.*»

Quando questo effetto è al massimo, la leva prende la posizione in cui è massimo il suo momento, cioè la posizione orizzontale: quando l'effetto meccanico diminuisce, la leva si allontana dalla posizione orizzontale; le si avvicina invece, quando questo effetto tende ad aumentare.

Il peso è scorrevole lungo la leva e può essere fissato a mezzo di una vite, ad una distanza maggiore e minore dal punto di rotazione della leva, in modo da ottenere un aggravio che va dal grado zero al massimo grado che può essere sollevato dall'apparecchio. La grandezza di questo peso poi, si misura colla scala che si trova lungo l'apparecchio stesso.

Il mio metodo di Ginnastica meccanica basato sopra questi principi, presenta i seguenti vantaggi:

1.° la resistenza si regola, durante il movimento, a seconda del cambiamento fisiologico nell'effetto della forza muscolare;

2.° l'intensità del movimento è conosciuta e misurabile a piacimento;

3.° si può ottenere un aumento nella forza del movimento, quale è richiesto dallo sviluppo naturale del muscolo, e questo in ogni grado desiderabile;

4.° la resistenza corrispondente ad un dato numero della scala, rimane sempre uniforme ed è suscettibile di ogni aumento e diminuzione, richiesto dalle modificazioni nella forza del movimento.

Il mio metodo di Ginnastica medica, fa uso oltre che degli esercizi muscolari, anche di quello che è essenziale per ogni ginnastica, cioè dei movimenti *passivi* delle articolazioni e di alcune *azioni meccaniche*, come il conquassamento, il martellamento, l'impastamento, ecc.

Gli istituti nei quali si pratica il mio metodo di ginnastica medica, si chiamano *Istituti medico-meccanici.* Il primo di questi fu aperto da me nel 1865 in Stoccolma.

Già nel primo anno dall'apertura di questo istituto, gli istituti ginnastici della Svezia cominciarono a fornirsi dei miei apparecchi, e dal 1875 anche all'estero furono eretti di consimili istituti.

Al presente si hanno istituti medico-meccanici completi in: Stoccolma, Gothenburg, Kristiania, Helsingfors, Pietroburgo, Amburgo, Berlino, Breslavia, Dresda, Würzburg, Francoforte sul Meno, Magonza, Baden-Baden, Londra, Buenos-Ayres e New-York.

Istituti con alcuni dei miei apparecchi in:

Upsala, Oerebro, Norrköping, Hjulsta, Abo, Mosca, Kopenhagen, Nieder-Schönhausen Karlsruhe, Monaco, Pforzheim, Vienna, Budapest e Baltimora.

Alcuni apparecchi per uso privato vennero inviati a Riga, Erfurt, Barmen, Barcellona, Milano, Alessandria (d'Egitto).

In Stoccolma dal 1885 esistono due istituti con tutti gli apparecchi ed uno con un numero limitato dei medesimi.

Dopo la pubblicazione del libro del dott. Bernacchi un istituto completo è stato aperto a Lipsia e sono stato inviati o comandati degli apparecchi pei loci seguenti: Wiesbaden, Boston, San Francisco, Aquisgrana, Wildbad e Stuttgard.

Gli apparecchi per la cura colla Ginnastica medico meccanica, sia che producano un movimento, o solo una compressione (correttrice), sono divisi in tre serie:

1.ª *Serie.* — Apparecchi che sono messi in movimento per mezzo della forza muscolare del paziente.

2.ª *Serie.* — Apparecchi che sono messi in movimento da un motore (gaz o vapore).

3.ª *Serie.* — Apparecchi che devono produrre una compressione correttrice sul sistema osseo, od una distensione delle parti molli, per mezzo del peso stesso del corpo del paziente, o per opera di speciali congegni meccanici.

Secondo la natura della loro azione fisiologica, gli apparecchi vengono divisi in quattro categorie:

I. **Apparecchi pei movimenti attivi,** cioè quelli che hanno il compito diretto di esercitare e di sviluppare i muscoli. Questa categoria viene suddivisa in quattro gruppi:

A. Movimenti attivi delle braccia.
B. » » delle gambe.
C. » » del tronco.
D. » di equilibrio.

II. **Apparecchi pei movimenti passivi,** cioè quelli che, senza l'aiuto dei muscoli, mettono in movimento le estremità del corpo, ne distendono o rilasciano le capsule articolari, i legamenti ed i muscoli. Questa categoria comprende un solo gruppo.

E. Movimenti passivi.

III. **Apparecchi per le azioni meccaniche.** — La categoria comprende quattro gruppi:

F. Movimenti di conquassamento.
G. » di martellamento.
H. » di impastamento.
I. » di frizionamento e di follatura.

IV. **Apparecchi ortopedici**, col compito speciale di curare le deviazioni della colonna vertebrale. Questa categoria contiene due gruppi.

K. Apparecchi ad inclinazione, i quali devono esercitare un effetto correttore sulle curvature abnormi della colonna vertebrale, a mezzo di una conveniente compressione.

L. Apparecchi di esercizio, per mezzo dei quali si devono eseguire certi movimenti attivi, che agiscono correggendo le deviazioni della colonna vertebrale.

Se ora vogliono riferire questi undici gruppi di apparecchi, alle tre serie sopranominate, abbiamo:

1.ª *Serie.* — A. B. C. e L.
2.ª *Serie.* — D. E. F. G. H. e J.
3.ª *Serie.* — K.

Gli apparecchi appartenenti a ciascun gruppo speciale, sono designati col nome del gruppo e con un numero d'ordine.

Nella seguente tabella si trovano radunati tutti gli apparecchi esistenti al 31 ottobre 1890. Alcuni numeri, in certi gruppi, si devono saltar via. Quelli appartengono agli apparecchi che non sono ancora costruiti e che io spero prenderanno presto il loro posto nel sistema degli apparecchi.

I. Movimenti attivi.

A. *Movimenti attivi delle braccia.*

A 1. Abbassamento delle braccia.
A 2. Innalzamento delle braccia e delle spalle.
A 3. Abbassamento e flessione delle braccia.
A 4. Innalzamento delle braccia ed estensione dell'avambraccia.
A 5. Adduzione delle braccia.
A 6. Abduzione delle braccia.
A 7. Circumduzione delle braccia.
A 8 a. Rotazione delle braccia.
A 8 b. Rotazione alterna delle braccia.
A 9. Flessione dell'avambraccia.
A 10. Estensione dell'avambraccia.

A 11. Flessione ed estensione delle mani.
A 12. Flessione ed estensione delle dita.

B. *Movimenti attivi delle gambe.*

B 1. Flessione della coscia.
B 2. Estensione della coscia.
B 3. a) Flessione del ginocchio e della coscia; b) sollevamento della coscia.
B 4. Estensione della coscia e del ginocchio.
B 5 a. Adduzione delle gambe (sedendo).
B 5 b. Adduzione delle gambe semi flesse.
B 6. Abduzione delle gambe.
B 7. Movimento del velocipede.
B 8 a. Rotazione delle gambe all'esterno (a gambe distese).
B 9. Flessione del ginocchio.
B 10. Estensione del ginocchio.
B 11. Flessione ed estensione del piede.
B 12. Rotazione del piede.

C. *Movimenti attivi del tronco.*

C 1. Flessione all'avanti del tronco (sedendo).
C 2. Raddrizzamento del tronco (sedendo).
C 3. Flessione all'avanti del tronco (coricato).
C 4. Raddrizzamento del tronco (sedendo a gambe distese).
C 5. Raddrizzamento del tronco (in piedi).
C 6. Flessione laterale del tronco.
C 7. Rotazione del tronco.
C 8. Rotazione del bacino.
C 10. Distensione della nuca.

D. *Movimenti di equilibrio.*

D 1. Movimento di dondolamento del tronco.
D 2. Rotazione del tronco in posizione seduta trasversale.
D 3. Rotazione del tronco in sella.

II. Movimenti passivi.

E. *Movimenti passivi.*

E 2. Flessione ed estensione passiva della mano.
E 3. Adduzione ed abduzione passiva della mano.
E 6. Dilatazione del torace.
E 7. Rotazione passiva del bacino.
E 8. Sollevamento del bacino.

III. Azioni mecchanice.

F. *Movimenti di conquassamento.*

F 1. Conquassamento.
F 2. Conquassamento in sella.

G. *Movimenti di martellamento.*

G 1. Martellamento.
G 3. » delle gambe.
G 4. » del tronco.
G 5. » della testa.

H. *Movimenti di impastamento.*

H 1. Impastamento dell'addome.

J. *Movimenti di strofinamento e di follatura.*

J 1. Follatura delle braccia.
J 2 b. Strofinamento delle dita.
J 3. Follatura delle gambe.
J 4. Frizionamento dei piedi.
J 5. Strofinamento del dorso.
J 6. Strofinamento circolare dell'addome.

IV. Apparecchi ortopedici.

K. *Apparecchi ad inclinazione.*

K 1. Apparecchio di sospensione laterale.
K 2. » a pressione laterale.
K 3. » rotatore del torace.
K 4. Sedia raddrizzante.

L. *Apparecchi per esercizi.*

L 1. Combinazione di A 3 e D 1.
L 2. Posizione coricata.

Dopo la pubblicazione del libro del dott. Bernacchi gli apparecchi seguenti sono stato costruiti dal dott. Zander:

L 3. Movimento del bacino a déstra ed a sinistra.
L 4. Movimento del bacino in avanti ed in dietro.
L 5. Flessione laterale della parte inferiore del dorso.
L 6. Raddrizzamento della spina dorsale.

Altresi il dott. Zander ha construite tre apparecchi da misuramento, complementi della maggiore importanza pegli apparecchi ortopedici, sia:

Apparecchi da misuramento.

Apparecchio da misuramento pella riproduzione delle sezioni verticali.

Apparecchio da misuramento pella riproduzione delle sezioni traversali.

Sedia a inclinazione variabile (per esaminare l'influenza sulla spina dorsale della inclinazione laterale del bacino).

Norme generali per l'uso degli apparecchi.

I movimenti che devono esser fatti, secondo l'ordine portato dalla ricetta, sono divisi in tanti gruppi di tre movimenti.

Generalmente, il primo movimento di ogni gruppo è il più forte, come sarebbe un movimento delle braccia o del tronco. Segue a questo un movimento attivo delle gambe, e da ultimo un movimento passivo od uno meccanico. Però, per le persone robuste, si possono prescrivere movimenti più forti nello stesso gruppo ed il terzo movimento può essere rappresentato da un movimento di equilibro (altalena), o da un movimento attivo del tronco. Questi tre movimenti di un gruppo si fanno tutti di seguito; quindi si riposa per circa 5 minuti, qualora non sia indicato sulla ricetta, un riposo ogni singolo movimento.

Da principio si comincia con movimenti deboli. Anche quando al paziente sembra troppo debole il movimento, non si deve passare, pei primi giorni, a movimenti più forti; poichè quantunque il paziente creda che ogni singolo movimento sia troppo debole, sommando insieme l'azione di tutti i movimenti, si viene ad esercitare un considerevole lavoro dei muscoli non solo, ma anche dei nervi; per cui avviene che alla sera si avverta una stanchezza maggiore di quella che non si aspettava. I movimenti ginnastici hanno infatti un'azione più intensa dei soliti movimenti automatici della vita giornaliera.

Sulla ricetta viene segnato, per una parte dei movimenti, il numero che corrisponde alla scala dell'apparecchio, quale il medico crede che convenga al paziente; però l'istruttore che accompagna il paziente durante i movimenti, deve diminuire questo numero, se gli pare troppo forte; non aumentarlo, se lo crede troppo debole.

Nel primo giorno o nei primi giorni, non si compiono tutti i movimenti; per lo meno così è da farsi colle persone molto deboli.

Dopo alcuni giorni, quando è passata la prima stanchezza, o questa è appena avvertibile, si può aumentare alquanto la forza del movimento, di un numero per volta, finchè subentri una leggera stanchezza; con questo aumento si continua, finchè la stanchezza sia scomparsa totalmante ed allora si può nuovamente aumentare di intensità. In tal modo le forze del paziente aumentano lentamente, ma senza inconvenienti.

Da quanto si è detto è chiaro che non si deve prendere timore di ogni piccola stanchezza. Un lavoro fino ad un certo grado di stanchezza, è un requisito per l'aumento della forza. Ma poichè un gran numero di pazienti che fanno uso della ginnastica, sono costretti durante la cura di continuare i loro lavori giornalieri, i quali stessi inducono una fatica, così si deve andar cauti coll'impiego della loro forza, per poter ottenere dei buoni risultati.

Da ciò la regola severa di adoperare un movimento di intensità tale, da provocare una stanchezza leggera e facilmente rimovibile.

Non v'ha dubbio, che con pazienti, i quali si possono dedicare esclusivamente alla cura ginnastica, conviene ripetere due o tre volte al giorno gli esercizi, ottenendosi in tal modo dei rapidi e brillanti risultati, più di quanto si è solito di avere negli istituti di ginnastica medica.

Si danno dei pazienti, nei quali la stanchezza persiste, nonostante che i movimenti siano affatto deboli; per essi non si deve perdere ogni speranza. In alcuni casi la stanchezza ha perdurato delle settimane e dei mesi, e da ultimo è scomparsa, subentrando un notevole aumento nella forza dell'ammalato ed un miglioramento nello stato generale, Questa specie di stanchezza costituisce una malattia nervosa, derivante da elementi debilitanti, specialmente da una vita molle, priva di ogni eccitamento e di ogni movimento muscolare, all'infuori forse della danza e delle veglie notturne.

Un assoluto riposo potrebbe migliorare questo stato di cose, ma solo la ginnastica medica può ridonare a questi pazienti la salute e la forza. Naturalmente questi individui devono dedicarsi esclusivamente alla cura ginnastica. Sventuratamente spesso l'ammalato, a causa di una persistente stanchezza, interrompe troppo presto la cura.

La ricetta è scritta secondo un dato piano, corrispondente allo stato ed ai bisogni del paziente; le variazioni nell'ordine dei movimenti della ricetta per ciò, non si devono fare senza l'intervento del medico.

I pazienti che senza essere ammalati, fanno uso della ginnastica per mantenere la forza e la salute, devono stare alle prescrizioni dei singoli gruppi di movimenti, però possono variare la distribuzione dei movimenti stessi. Così pure possono, per guadagnar tempo, scambiare un movimento di un gruppo, con uno equivalente di un altro gruppo, per es., un movimento delle braccia, con uno delle gambe o del tronco. Ciò che non è assolutamente da farsi, è un'essenziale modificazione nel movimento che si trova sulla ricetta.

La cura gradatamente aumentante, che esercita e sviluppa, per quanto è possibile, tutti i muscoli, forma lo schema della ricetta; questo può essere modificato in modo che quei movimenti i quali esercitano un'efficacia speciale in date malattie, prendano il sopravvento e vengano più volte ripetuti. Ci vuole dell'occhio e dell'esperienza per ordinare una cura, che può variare per tante circostanze speciali.

Ciò a tanti non sembra troppo chiaro. Costoro tralasciano i movimenti che non tornano loro d'aggradimento, o di cui non riconoscono l'utilità e vi sostituiscono degli altri movimenti, non prescritti, ma che preferiscono, forse perchè mettono in attività dei muscoli più robusti ed esercitati. Naturalmente che tali movimenti appaiono piacevoli, mentre il lavoro con muscoli deboli e poco esercitati stanca facilmente ed è ingrato. Però quanto più si esercita la forza a spese della debolezza e più l'organismo peggiora e si deforma, perdendo la sua forza di resistenza agli agenti morbigeni; lo scopo della ginnastica non viene raggiunto e più tardi il paziente incolpa la cura ginnastica dell'insuccesso ottenuto.

Estremamente importante nella ginnastica è una buona respirazione; per ciò in tutti i movimenti passivi, si indica esattamente come questa deve avvenire.

Ciò è importante specialmente pei movimenti delle braccia e del tronco. Certi muscoli che vanno dal braccio al torace, i muscoli del dorso e del ventre agiscono sulla respirazione, in modo da rendere necessarie delle regole precise. Quando non è questo il caso, intervengono delle considerazioni d'indole diversa.

Ogni movimento attivo possiede un momento più energico ed uno più debole. Il primo corrisponde a quella parte del movimento nel quale si solleva il contrappeso, ciò che avviene mercè l'accorciamento del muscolo; il secondo corrisponde all'abbassamento del contrappeso ed avviene per il graduale allungamento del muscolo. Ora siccome l'atto stesso del respiro ha un momento più energico ed uno meno, così ne derivano le seguenti regole:

Il momento più energico del movimento coinciderà coll'*espirazione*, il più debole colla *inspirazione*. A questo faranno eccezione, solo i movimenti nei quali la cassa toracica, durante la contrazione dei muscoli, assume una posizione inspiratoria, come A 2, A 4, A 6, C 2, C 4, C 5 e C 10.

In tutti questi movimenti, si ha il momento più energico del movimento, durante l'inspirazione; cioè si inspira quando comincia il movimento. Negli altri movimenti attivi, eccetto C 6, l'inspirazione precede il movimento stesso.

Tutti i movimenti si devono fare naturalmente, con tranquillità e precisione. Inoltre è da raccomandarsi ai pazienti, d'intervenire nell'istituto in tempo opportuno per fare gli esercizi comodamente e senza troppa fretta; di non stancare il corpo, prima o dopo la ginnastica, con esercizi muscolari, ciò che vale specialmente per le persone deboli; di avvertire il medico se alla ginnastica tien dietro una stanchezza troppo forte o troppo prolungata; di eseguire gli esercizi con attenzione, senza chiacchierare o leggere; di rinunciare al ballo od alle veglie notturne durante la cura ginnastica; di indossare abiti sciolti, che non comprimano punto il collo ed il torace, e che ostacolino così la respirazione ed i movimenti delle braccia, o comprimano i visceri addominali.

Le ventriere, le cravatte strette, i legacci delle calze, sono da abolirsi. Non si farà inoltre un grosso pasto prima della ginnastica. Il prendere una tazza di caffè, di the, di latte, o dei panini prima della ginnastica, non nuoce, anzi è forse utile per le persone vecchie e deboli.

In seguito ad una abbondante colazione si deve lasciar trascorrere un'ora od un'ora e mezza, prima di cominciare gli esercizi ginnastici.

Litteratur.

Aall, Dr. L., Bylæge. Den mekaniske Gymnastik. Kristiania 1885, Grøndahl & Sön.

Baer, Dr. F. Prospekt No. 2 für die Unfall-Berufsgenossenschaften des Deutschen Reichs. Medico-mechanisches Institut Karlsruhe. 1891.

Bernacchi, Dr. L. Gli Apparecchi per la Cura Ginnastica Medico-meccanica ed il modo d'adoperarli. Milano 1881.

— — La Cura della Scoliosi cogli Apparecchi del Dott. G. Zander, Archivio di Ortopedia. Anno VIII, Milano, 1891.

Friedmann, Dr. M. und Heuck, Dr. G. Erster Jahresbericht über die Wirksamkeit des Gymnastisch-Orthopädischen Instituts in Mannheim 1889.

Hasebroek, Dr. K. Das Hamburger Medico-mechanische Institut nebst Bericht über dessen Wirksamkeit im Jahre 1889. Hamburg.

— — Die Erschütterungen in der Zanders'chen Heilgymnastik in physiologischer und therapeutischer Beziehung. Hamburg 1890. Otto Meissner.

— — Mittheilungen aus dem Hamburger Medico-mechanischen Institut vom Jahre 1890. Hamburg, 1891. Otto Meissner.

— — Ueber die Nervosität und den Mangel an körperlicher Bewegung in der Gross-stadt (Ein Beitrag zur hygieinischen Bedeutung der Medico-mechanischen Institute). Hamburg 1891. Otto Meissner.

— — Mittheilungen aus dem Hamburger Medico-mechanischen Institut vom Jahre 1891. Hamburg 1892.

Heiligenthal, Dr. F. Die Apparate für Mechanische Heilgymnastik und deren Anwendung im Grossherzogl. Friedrichsbade in Baden-Baden. 1886.

— — Ueber das Friedrichsbad. Aerztliche Mittheilungen aus Baden. Jahrg. XLII N:r 5. Karlsruhe 1888.

Heiligenthal, Dr. F. Mittheilungen aus dem Grossherzoglichen Friedrichsbade in Baden-Baden vom Sommer 1888. Karlsruhe 1889.

Hunt, Dr. W. The Mecanico-therapeutic & Zander Institute in Baden-Baden. Philadelphia 1890.

Krüche, Dr. A. Die Schwedische Bewegungskur. Ein Heilmittel vieler chronischer Leiden. Berlin 1891. Hugo Steinitz.

Kühner, Dr. A. Dr. G. Zander's mechanische Behandlungsmethode in ihrer Bedeutung für Gesunde und Kranke. »Gesundheit», Zeitschrift für öffentliche und private Hygieine. Jahrg. XVI N:r 9, 11, 14, 17, 20. Frankfurt a. M. 1891.

— — Dr. G. Zanders' mechanische Behandlungsmethode in ihrer Bedeutung für Gesunde und Kranke. »Blätter für Klinische Hydrotherapie». Jahrg. I. N:r 7. Wien 1891.

Levertin, Dr. A. Begagnas sjukgymnastiken i den utsträckning den förtjänar? (Benutzt man die Heilgymnastik in dem Masse, wie sie es verdient?) Stockholm 1891.

Mazzucchelli, Dr. L. La Ginnastica Medica, cogli apparecchi meccanici del dott. Zander. Milano 1888.

Nebel, Dr. H. Ueber Heilgymnastik und Massage. Volkmanns Sammlung klinischer Vorträge N:r 286. Leipzig 1886.

— — Referat über Hünerfauths »Geschichte der Massage». Deutsche Med. Wochenschrift N:o 6, Leipzig 1887.

— — Betrachtung über Scoliose im Anschluss an Besprechung der Lorenz'schen Monographie. Deutsche Med. Wochenschrift N:r 26—31, Leipzig 1887.

— — Briefe aus Schweden. Deutsche Med. Wochenschrift N:r 41—44, Leipzig 1887.

— — »Terrain- und Bergsteigeapparate». Deutsche Med. Wochenschrift N:o 50. Leipzig 1888.

— — Beiträge zur Mechanischen Behandlung, mit besonderer Berücksichtigung der schwedischen Heilgymnastik speciell der mechanischen Gymnastik des Dr. Gust. Zander. Wiesbaden 1888. J. F. Bergmann.

— — Behandlung des Muskelrheumatismus. Deutsche Med. Wochenschrift N:r 32, Leipzig 1889.

— — Einiges über die Würdigung der schwedischen Heilgymnastik in der deutschen »Massage»-Litteratur. Schmidts Jahrbücher. Band CCXXX p. 193.

Nebel, Dr. H. Einige Bemerkungen über die 3. Auflage des Dr. J. Schreiber'schen Werkes über Massage. Deutsche med. Wochenschrift 1889.

— — Bewegungskuren mittelst schwedischer Heilgymnastik und Massage mit besonderer Berücksichtigung der mechanischen Behandlung des Dr. G. Zander. Wiesbaden 1889. J. F. Bergmann.

— — Die Behandlung mittelst Bewegungen und Massage. Wiesbaden 1891. J. F. Bergmann.

Ramdohr, Dr. H. Ueber die maschinelle Heilgymnastik Dr. Zander's etc. Schmidt's Jahrbücher Band CCXVII. Sonderabdruck.

Roth, Dr. M. Prospect aus der Mechano-therapeutischen Ordinations-Anstalt. Wien 1889.

Schütz, Dr. G. Medico-Mechanische Institute. Zweck und Bedeutung für die Berufsgenossenschaften. »Der Kompass», Organ der Knappschafts-Berufsgenossenschaft für das deutsche Reich, Jahrg. V N:r 10, Berlin 1890.

— — Aerztlicher Bericht über die Thätigkeit der Heimstätte für Verletzte zu Nieder-Schönhausen bei Berlin 1891.

Wischnewetzky, Dr. L. Contributions to Mechanico-Therapeutics and Orthopedics:

Vol. 1, No. 1. The Mechanico-Therapeutic Institute by Dr. Gustaf Zander. — New York 1891.

Vol. 1, No. 2. Mechanico-Therapeutics and Orthopedics by means of Apparatus by Dr. Gustaf Zander. — New York 1891.

Vol. 1, No. 3. The Mechanical Treatment of Chorea. A Historico-critical study by Dr. Hermann Nebel. New York 1891.

Wretlind, Dr. E. W. Om rörelsekuren eller Kinesitherapien (Ueber die Bewegungskuren), Gothenburg 1884. N. J. Gumpert.

Zander, Dr. G. Medico-Mekaniska Institutet i Stockholm 1871.

— — Om Mediko-Mekaniska Institutet i Stockholm (Ueber das med.-mech. Institut in Stockholm). Nord. Med. Archiv, Band IV N:r 9, 1872.

— — Die Zander'sche Gymnastik und das mechanisch-heilgymnastische Institut in Stockholm 1879.

— — Den Mekaniska Gymnastikens Apparelj och dess användning. Stockholm 1886.

Zander, Dr. G. Om den habituella scoliosens behandling medels mekanisk gymnastik (Ueber die Behandlung der habituellen Scoliose mittels mechanischer Gymnastik). Nord. med. Archiv, Band XXI N:o 22, 1889.

— — Die Apparate für mechanisch-heilgymnastische Behandlung und deren Anwendung. Dritte vermehrte Auflage mit Abbildungen. Stockholm 1890.

Åberg, Dr. E. El Méthodo Zander de Gymnasia Mecánica. Stockholm 1884.

— — Resultados del Tratamiento obtenidos en el Instituto Terapéutico de Gymnasia Mecánica. Buenos Aires 1885.

— — Causas, Naturaleza y Tratamiento de la Scoliosis etc. Buenos Aires 1887.

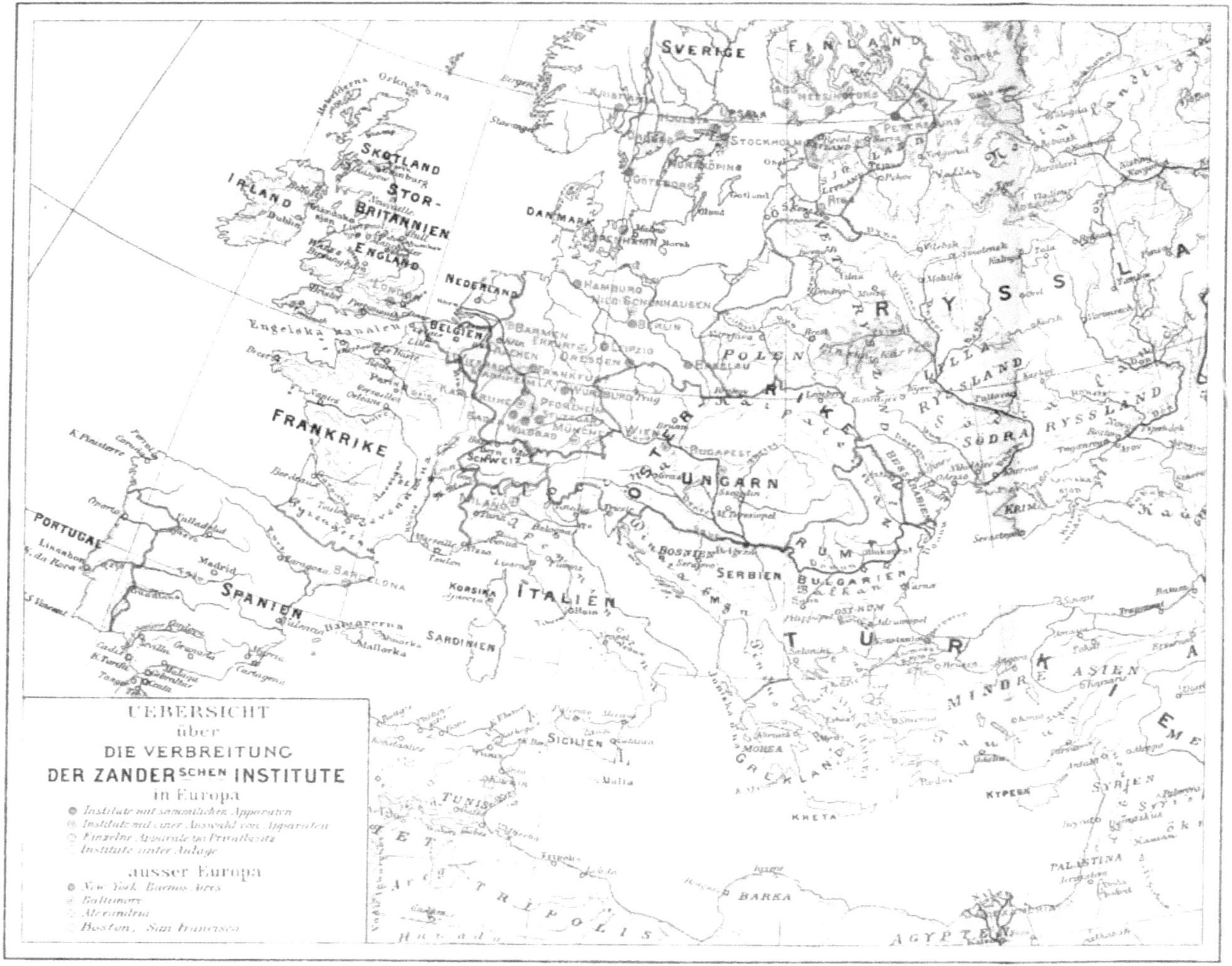
UEBERSICHT
über
DIE VERBREITUNG
DER ZANDERSCHEN INSTITUTE
in Europa
Institute mit sämmtlichen Apparaten
Institute mit einer Auswahl von Apparaten
Einzelne Apparate im Privatbesitz
Institute unter Anlage
ausser Europa
New York, Buenos Aires
Baltimore
Alexandria
Boston, San Francisco
SVERIGE
FINLAND
DANMARK
SKOTLAND
STOR-BRITANNIEN
ENGLAND
IRLAND
NEDERLAND
BELGIEN
FRANKRIKE
PORTUGAL
SPANIEN
SCHWEIZ
ITALIEN
KORSIKA
SARDINIEN
SICILIEN
UNGARN
POLEN
RYSSLAND
SÖDRA RYSSLAND
BESSARABIEN
KRIM
BOSNIEN
SERBIEN
BULGARIEN
MINDRE ASIEN
SYRIEN
PALESTINA
KYPERN
KRETA
MOREA
GREKLAND
TUNIS
TRIPOLIS
BARKA
AGYPTEN
STOCKHOLM
HAMBURG
BERLIN
LEIPZIG
DRESDEN
BRESLAU
BARMEN
AACHEN
FRANKFURT
WÜRZBURG
MÜNCHEN
WIEN
BUDAPEST
LONDON
Paris
Madrid
BARCELONA